# Besser durch die besten Jahre

Der Mann über 40. Sein Körper, sein Leben, sein Weg.

**1. Auflage 2005**
**© Medical Tribune**
**Verlagsgesellschaft mbH**
Unter den Eichen 5
65195 Wiesbaden
www.medical-tribune.de

**Autoren:**
Prof. Dr. med. Thomas Gasser,
Chefarzt Urologische Universitätsklinik beider Basel
Prof. Dr. med. Edouard Battegay,
Chefarzt a.I., Medizinische Poliklinik, Universitätsspital Basel
Dr. med. Barbara Elke,
Redakteurin Medical Tribune Basel

**Unter Mitwirkung von:**
Prof. Dr. med. Manuel Battegay,
Prof. Dr. med. Christoph Beglinger,
Prof. Dr. med. Roger Darioli,
Prof. Dr. med. Reinhard Elke,
Prof. Dr. med. Josef Flammer,
Dr. med. dent. Roger Harr,
Prof. Dr. med. Richard Herrmann,
Prof. Dr. med. Andreas Hoffmann,
Prof. Dr. med. Peter Itin,
Prof. Dr. med. Franz Müller-Spahn,
Prof. Dr. med. Kurt Tschopp

**Lektorat:**
Dr. med. Barbara Elke,
Dr. med. Ulrike Hennemann,
Winfried Powollik,
Anouschka Wasner

**Herstellung/Gestaltung:**
Hannelore Schell (Leitung), Nora Göbel, Stefan Daun, Katharina Diete, Erik Weiß

**Titelfoto:**
www.schmerl-photography.de

**Druck und buchbinderische Verarbeitung:**
Ebner & Spiegel GmbH, 89075 Ulm

**ISBN: 3-922264-95-6**



Die Originalausgabe erschien 2004 unter dem Titel „Kompaktwissen Gesundheit – Mann 40+“ bei Medical Tribune AG, Basel, Schweiz.

# Besser durch die besten Jahre

Der Mann über 40. Sein Körper, sein Leben, sein Weg.

MEDICAL TRIBUNE
von Ärzten für Sie

Prof. Dr. med. Thomas Gasser
Prof. Dr. med. Edouard Battegay
Dr. med. Barbara Elke

# Damit wir uns nicht falsch verstehen ...

Dieses Buch will Sie nicht zum asketischen Marathonläufer bekehren. Verbote werden Sie keine finden. Wir wollen die wichtigsten Aspekte eines gesunden Lebensstils aufzeigen und sinnvolle medizinische Vorsorgeuntersuchungen erläutern. Wir wollen aber auch zeigen, dass Genuss und gesunder Lebensstil sich keineswegs ausschließen, sondern oft sogar miteinander verknüpft sind.

Männer haben Nachholbedarf. Nehmen Sie Ihre Gesundheit in die eigenen Hände! Viele Männer sorgen sich wenig um mögliche Krankheiten und gesundheitliche Gefahren. Männer gehen seltener zum Arzt, achten weniger auf ihren Körper und übersehen Warnzeichen einer ernsten Krankheit. Bei Beschwerden zögern sie länger, ärztliche Hilfe in Anspruch zu nehmen. Nur wenige Männer nutzen das Angebot regelmäßiger Vorsorgeuntersuchungen. Kennen Sie Ihren Blutdruck oder Ihre Blutfette? Das Ziel ist nicht nur, länger zu leben, sondern auch, mehr gesunde Lebensjahre zu verbringen.

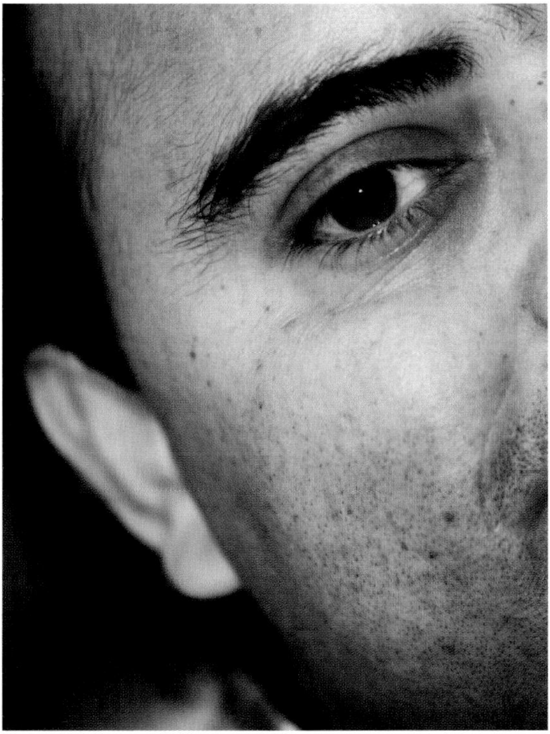

Die Erklärungen und Empfehlungen in diesem Buch beruhen auf seriösen wissenschaftlichen Erkenntnissen. Unsere persönlichen Vorlieben oder Meinungen bleiben im Hintergrund. Wir propagieren keine Zaubermittel oder Wunderkuren. Wo es noch keine schlüssigen Antworten gibt, stehen wir dazu.

Das Buch richtet sich an den Mann über 40, der sich Gedanken um sein Wohlergehen macht. Welche Anregungen Sie annehmen – ob Sie einen ersten wichtigen Schritt tun oder Ihr ganzes Leben umkrempeln – es ist Ihre Entscheidung. Das Buch könnte ein Anfang sein.

# Inhalt

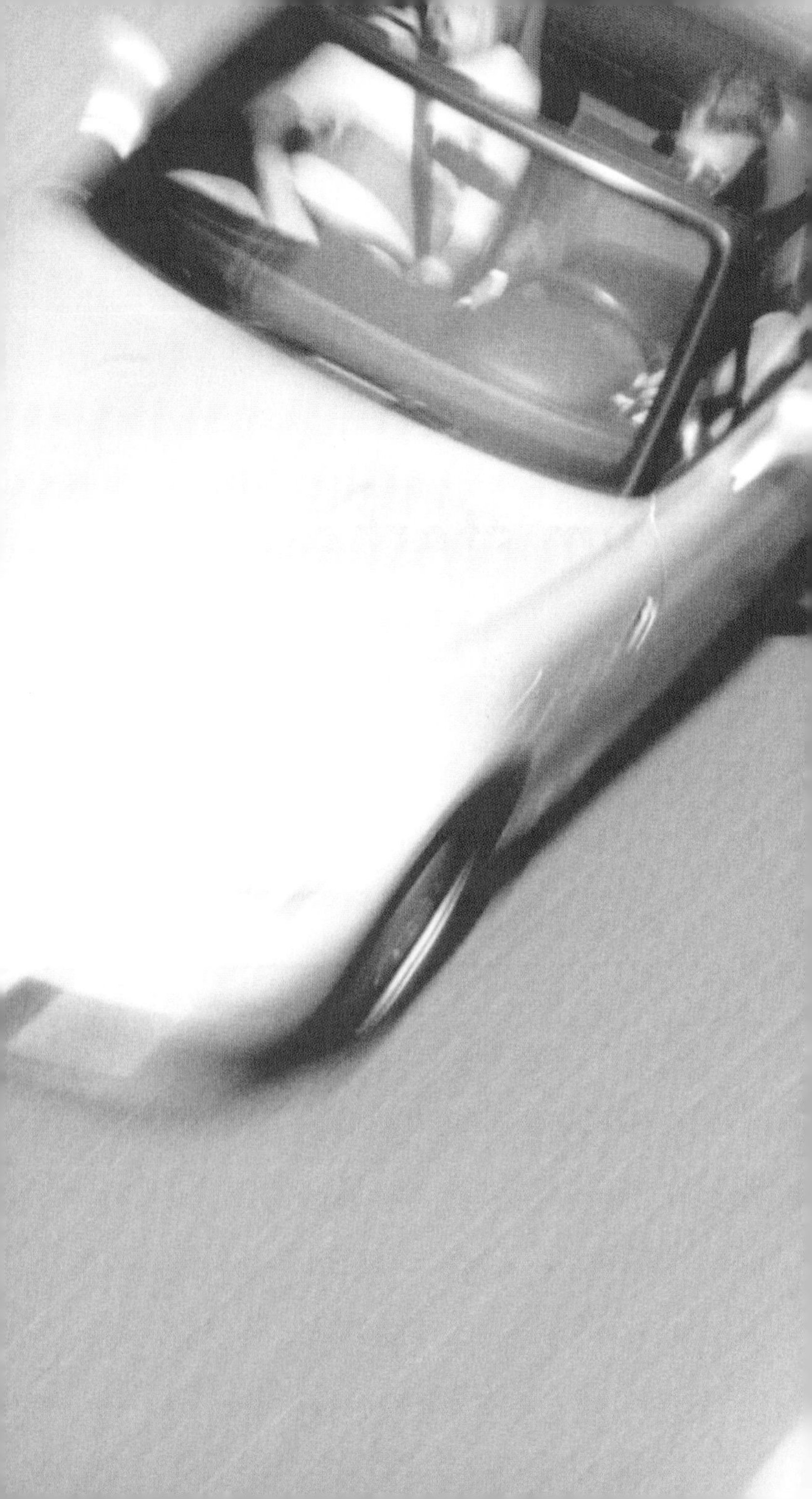

# Warum sterben Männer früher?

- Das hat Gründe
- Krank werden nur die anderen
- Besser leben – selbst ist der Mann

1

# Warum sterben Männer früher?

## Das hat Gründe

Unsere Lebenserwartung war noch nie so hoch wie heute. Sie betrug im Jahr 2002 für Männer in Deutschland 75,5 Jahre. Die Lebenserwartung hat vor allem im letzten Jahrhundert sehr stark zugenommen, sie ist von 47 auf 77 Jahre angestiegen.
Die allgemeine Lebenserwartung bezieht sich immer auf den Zeitpunkt der Geburt. So hat heute ein neugeborener Junge in Deutschland eine Lebenserwartung von 75,5 Jahren. Hat er ohne tödlichen Unfall oder

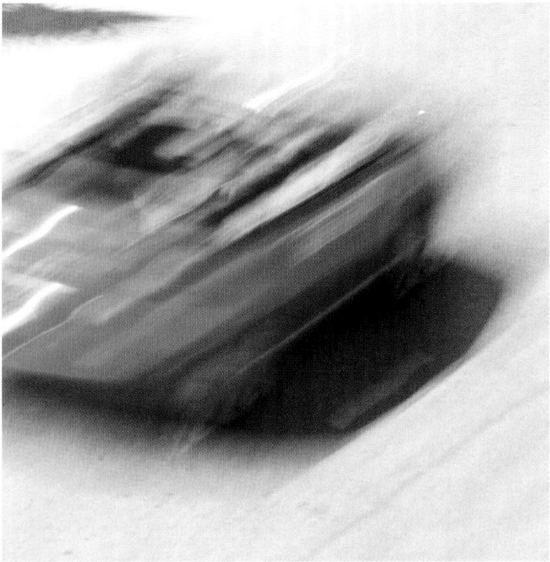

Krankheit das 60. Lebensjahr erreicht, gehört er zu den „Erfolgreicheren". Seine Lebenserwartung beträgt nun 79,8 Jahre.
Von der Zunahme der Lebenserwartung haben Männer weniger profitiert als Frauen. In vielen Ländern hat sich in den letzten Jahrzehnten das Ungleichgewicht zu Lasten der Männer noch verstärkt. Einigen Ursachen für die Geschlechtsunterschiede ist man heute auf der Spur.
Männer sterben früher. Herzinfarkt und andere Gefäßkrankheiten, Krebs, Unfälle und Selbstmord sind die wichtigsten Ursachen. Zwar sind Herz-Kreislauf-Krankheiten bei beiden Geschlechtern die häufigste Todesursache, doch Männer trifft es schon in jüngeren Jahren, manchmal mitten im aktiven Berufsleben. Männer leben ungesünder, rauchen häufiger und achten weniger auf gesunde Ernährung. Als Jugendliche vielleicht noch sportbegeistert, bewegen sich viele erwachsene Männer kaum noch. Sie fahren mit dem Auto zur Arbeit und haben eine sitzende Tätigkeit im Beruf. In der knappen Freizeit bleibt das Fahrrad in der Garage, die Turnschuhe im Schrank. Viele kümmern sich wenig um mögliche Risikofaktoren und verzichten auf ärztliche Vorsorgeuntersuchungen.

# wege zu sich selbst

Setzen Sie sich an einen Tisch. Atmen Sie ein paarmal bewusst ein und aus. Wenn Sie eine Brille haben, legen Sie sie ab.

Achten Sie darauf, dass Ihre Hände warm sind, reiben Sie sie ein paar Sekunden aneinander. Blinzeln Sie einige Male bewusst. Wenn es Ihnen angenehm ist, schließen Sie die Augen. Bedecken Sie jetzt Ihr rechtes Auge mit der Wölbung der rechten Hand, ohne das Auge zu berühren. Das Gleiche machen Sie mit der linken Hand. Die Handkanten liegen jetzt neben der Nase, die Finger berühren sich auf der Stirn. Stützen Sie die Ellenbogen auf den Tisch. Sitzen Sie bequem, entspannen Sie sich. Bleiben Sie eine Minute oder länger in dieser Haltung.

Setzen Sie sich langsam wieder auf, nehmen Sie die Hände herunter und blinzeln Sie bewusst. Spüren Sie, wie beruhigend dieses kurze Innehalten für das gesamte Nervensystem ist.

# Krank werden nur die anderen

In jüngster Zeit hat man sich vermehrt mit dem Gesundheitsverhalten von Männern auseinander gesetzt. Dass Männer sich weniger um ihre Gesundheit kümmern, wurde in einer wissenschaftlichen Untersuchung in Deutschland erhärtet. Bei einer Reihe von Beschwerden wie Schmerzen im Unterleib, Engegefühl oder Schmerzen in der Brust, fortgesetztem Husten, Blut im Stuhl, andauernder Traurigkeit oder Angstgefühlen sahen deutlich weniger Männer einen Grund, den Arzt aufzusuchen, als Frauen.

Andererseits fühlen sich Männer subjektiv gesünder. Dies steht im Widerspruch zu ihrer kürzeren Lebenserwartung. Männer unterschätzen wohl ihre Krankheitsanfälligkeit.

Ein Umdenken ist im Gang. Die geringere Lebenserwartung der Männer ist keine unabänderliche Tatsache. Inzwischen ist auch das Interesse der Forschung geweckt, die Ursachen für das Ungleichgewicht aufzuklären. Die Erkenntnisse möchte man für verbesserte Gesundheitsvorsorge und Behandlungsmöglichkeiten für Männer nutzen. Erste Resultate sind greifbar.
Auch kümmern sich neue Organisationen um männliche Gesundheitsprobleme, zum Beispiel die „International Society for Men's Health" oder das „European Men's Health Forum".

Weitere Infos unter:
www.ismh.org
www.emhf.org

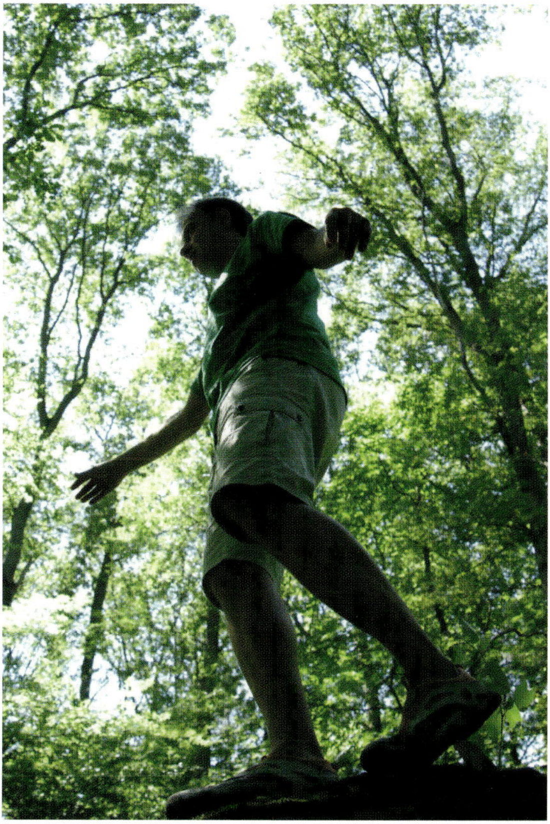

# Besser leben – selbst ist der Mann

Lebensstil und medizinische Vorsorge

Nicht nur älter werden, sondern länger jung bleiben ist das Ziel. Das Hauptanliegen muss sein, das Auftreten von altersabhängigen Krankheiten zu verzögern und deren Risikofaktoren frühzeitig zu erkennen.
Dazu gibt es zwei Wege, die sich idealerweise ergänzen. Jeder Mann kann selbst viel für seine Gesundheit und sein Wohlbefinden tun. Bei gesunder Ernährung, regelmäßiger körperlicher Aktivität und Verzicht auf das

Rauchen entstehen viele Krankheiten gar nicht oder erst Jahre später. Ein gesunder Lebensstil heißt nicht nur, durch eine spezielle Maßnahme eine bestimmte Krankheit zu verhindern.

Die Beachtung einiger Tipps für einen gesunden Lebensstil fördert die Gesundheit allgemein, reduziert das Entstehen mehrerer Krankheiten und fördert zudem auch das allgemeine Wohlbefinden. Die körperliche Fitness unterstützt die Stressbewältigung und senkt das Risiko einer Depression.

Auch regelmäßige medizinische Vorsorge trägt zur Gesundheit bei. Einige gefährliche Krankheiten oder Risikofaktoren lassen sich frühzeitig erkennen und damit Erfolg versprechend behandeln.

Gesunde Lebensweise und ärztliche Vorsorge sind gleichermaßen wichtig. In Ländern mit einer gesünderen Ernährung, zum Beispiel in den Mittelmeerländern, treten viele Krankheiten wie Herzinfarkt oder Dickdarmkrebs seltener auf. Für die Lebenserwartung spielt aber auch eine gute medizinische Versorgung eine wichtige Rolle.

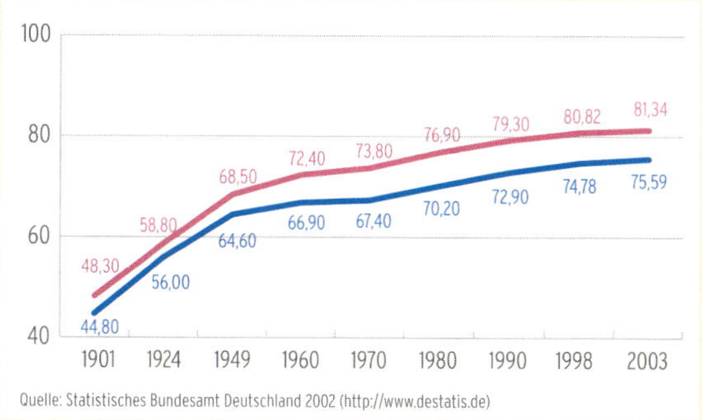


Das maximal mögliche Lebensalter ist kaum angestiegen. Aber heute erreichen mehr Menschen ein höheres Alter.

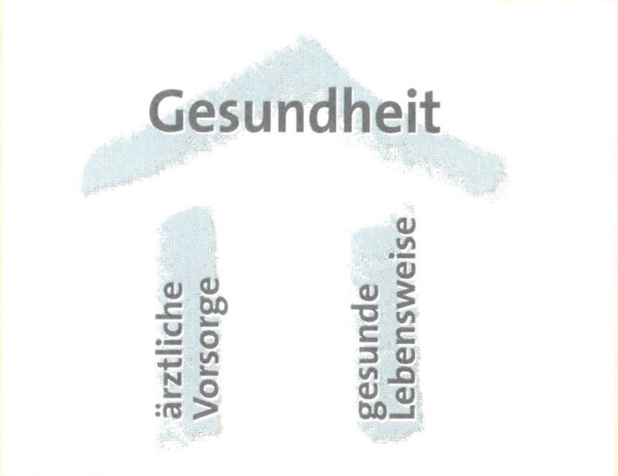


Die Gesundheit ruht auf zwei Pfeilern: ärztliche Vorsorge und gesunde Lebensweise.

**Lebenserwartung – Die Rangliste**

| | | | |
|---|---|---|---|
| Männer | 1. Rang: | Schweden | 77,9 Jahre |
| | 2. Rang: | Schweiz | 77,8 Jahre |
| | 3. Rang: | Japan | 77,6 Jahre |
| Frauen | 1. Rang: | Japan | 84,3 Jahre |
| | 2. Rang: | Spanien | 83,7 Jahre |
| | 3. Rang: | Schweiz | 83,0 Jahre |

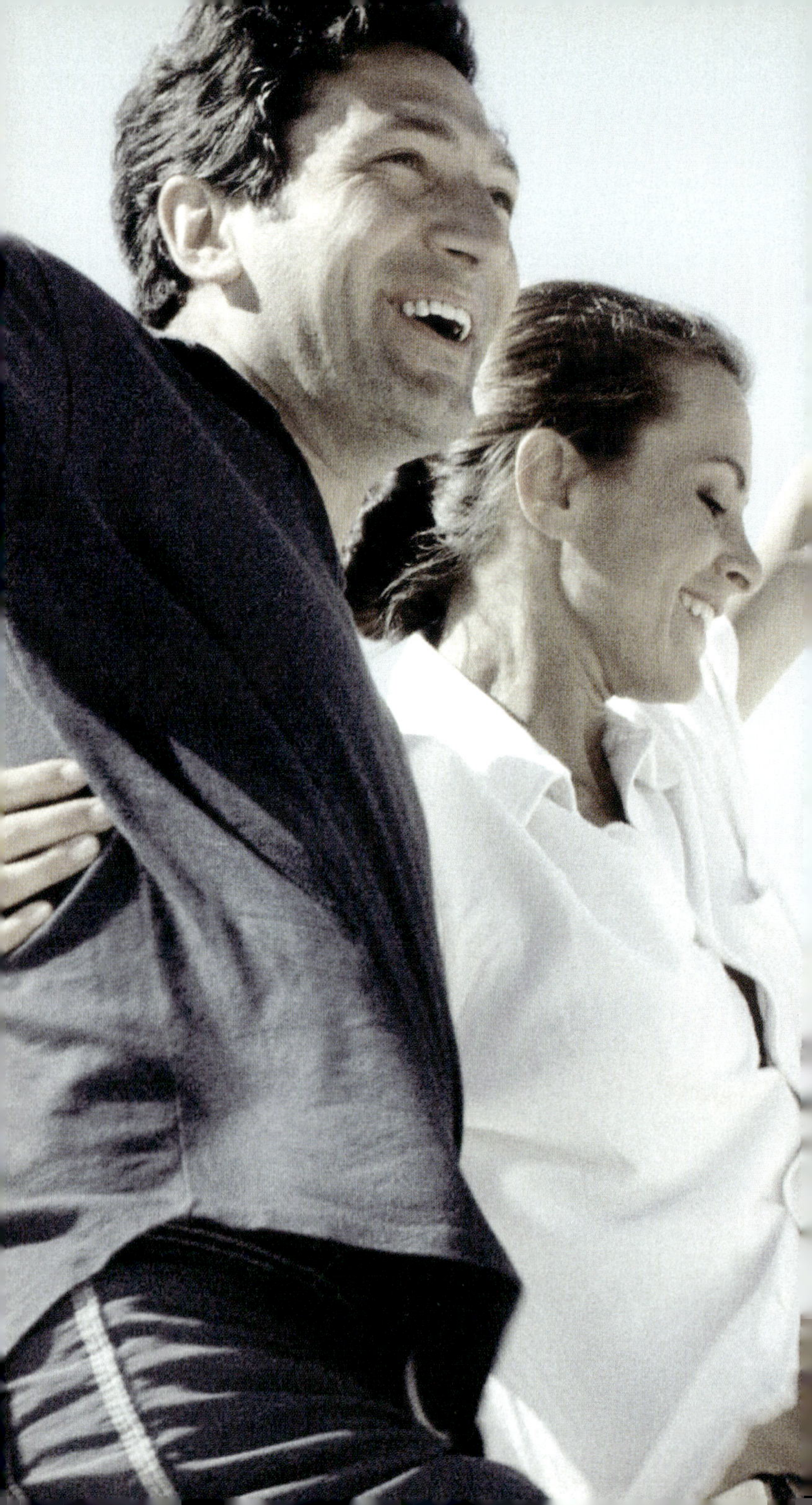

# Lange gesund – lange jung

- Ewige Jugend ist ein Menschheitstraum
- Anti-Aging: teuer und vage

2

# Lange gesund - lange jung

## Ewige Jugend ist ein Menschheitstraum

Ewige Jugend ist ein alter Menschheitstraum. Schon früher versuchten Menschen, dem Altern zu entrinnen. So ließ in der Antike Alexander der Große nach dem Brunnen der ewigen Jugend suchen. Die Alchemisten

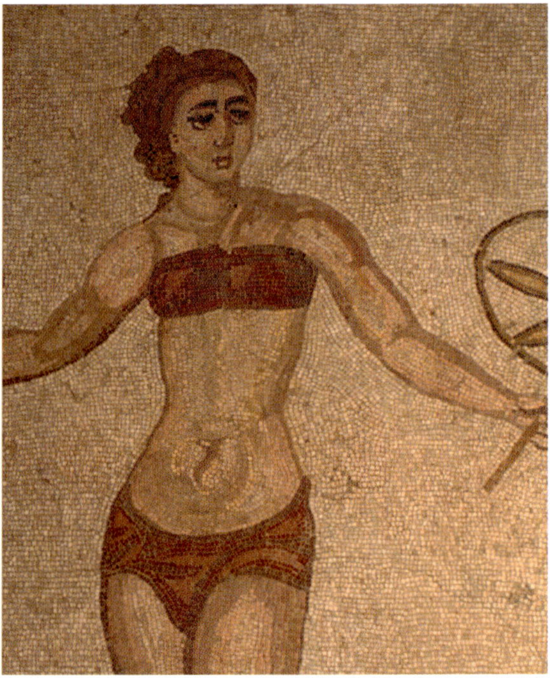

des Mittelalters experimentierten mit verschiedenen Substanzen, um Gold herzustellen, dem eine wundersam verjüngende Wirkung nachgesagt wurde. In unserer Zeit ist Jungbleiben eines der zentralen Themen. Die „Anti-Aging"-Industrie boomt. Doch Altern ist ein normaler Prozess, dem jedes Lebewesen unterworfen ist. Viele Organe und Gewebe nehmen im Verlauf der Jahre an Masse ab oder ihre Leistung sinkt. Das normale Altern begünstigt die Entstehung von chronischen Krankheiten, und umgekehrt beschleunigen krankhafte Veränderungen ihrerseits den Alterungsvorgang.

Im Alter sind Alzheimerkrankheit, Krebs, Herzinfarkt und Hirnschlag häufiger. Sie gehören aber nicht zwangsläufig zum Altern, sondern addieren sich zu den Alterungsvorgängen. Selbst wenn wir diese Krankheiten besiegen würden, könnte damit der Alterungsprozess nicht gestoppt werden. Er hängt für viele Organe allerdings sehr stark vom Lebensstil und von behandelbaren Risikofaktoren ab.

## Das Alter wird jünger

Heute wird das Alter nicht mehr unbedingt nur als geruhsamer Lebensabschnitt betrachtet. Viele Menschen bleiben bis ins hohe Alter aktiv. Wie stark sich die Vorstellung des Alters gewandelt hat, zeigt die Definition des „Greisenalters" aus dem Brockhaus von 1837: „Indessen kann man im Allgemeinen doch annehmen, dass das Greisenalter für die Frauen mit dem 50., für die Männer mit dem 60. Lebensjahre anfange ..."

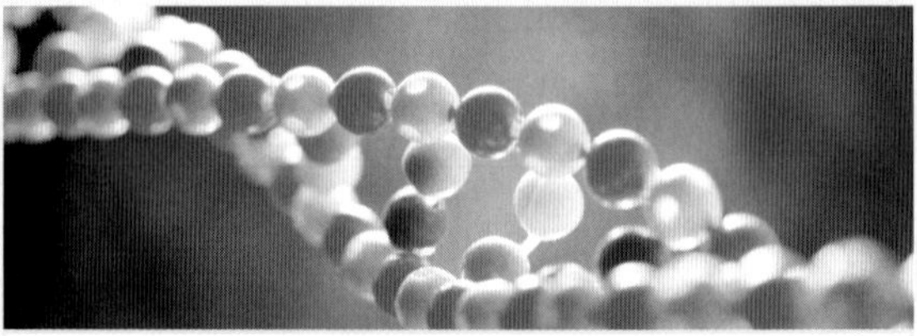

**Das trägt zum Alterungsvorgang bei:**

- Mutationen: Der genetische Code (DNA) kann geschädigt werden, beispielsweise durch freie Radikale oder UV-Licht. Fehlerhafte Eiweiße entstehen. Die Steuerung der Zellen kann gestört sein. Körpereigene Reparaturmechanismen versuchen, den Schaden zu beheben.
- Anhäufung von Abfallprodukten in den Zellen schädigen das Gewebe und setzen den Alterungsprozess in Gang. Die Zellstrukturen und Eiweiße werden besonders durch die so genannten freien Radikale geschädigt. Das sind chemisch aggressive Stoffe, die teilweise in der Zelle selbst entstehen. Einige Vitamine und andere Substanzen (Antioxidanzien), vor allem aus Früchten und Gemüse, können diese freien Radikale abfangen und unschädlich machen. Der Körper besitzt zudem Mechanismen, den Schaden wenigstens teilweise wieder zu beseitigen.
- Die Telomere sind kurze Abschnitte an den Enden der langen Chromosomen. Diese Telomere verkürzen sich bei jeder Zellteilung. Trotzdem ist die Länge der Telomere bei Menschen gleichen Alters sehr unterschiedlich. Interessanterweise haben Personen mit langen Telomeren eine höhere Lebenserwartung.
- Veränderungen der Hormondrüsen werden als Auslöser oder zumindest als Beschleuniger der Alterungsprozesse angenommen.
- Auch Veränderungen im Immunsystem scheinen eine Rolle zu spielen.

Wahrscheinlich sind mehrere Prozesse am Alterungsvorgang beteiligt und beeinflussen sich gegenseitig. Beispielsweise können die Telomere auch durch Radikale geschädigt werden. Antioxidanzien wirken als Radikalfänger und schützen so das genetische Material vor Veränderungen.

# Anti-Aging: teuer und vage

In den nächsten Jahren und Jahrzehnten werden immer mehr Menschen über 65 Jahre alt werden, viele werden aktiv sein und sich mehr oder weniger gesund fühlen. Für sie stehen immer mehr „verjüngende" Produkte bereit. Doch bisher ist noch kein einziges Mittel auf dem Markt, das den Alterungsvorgang wesentlich verlangsamen, stoppen oder gar umkehren kann.

## Antioxidanzien

Große Hoffnungen beim Anti-Aging werden in die Antioxidanzien gesetzt. Diese kommen natürlicherweise in Früchten und Gemüse vor. Sie eliminieren freie Radi-

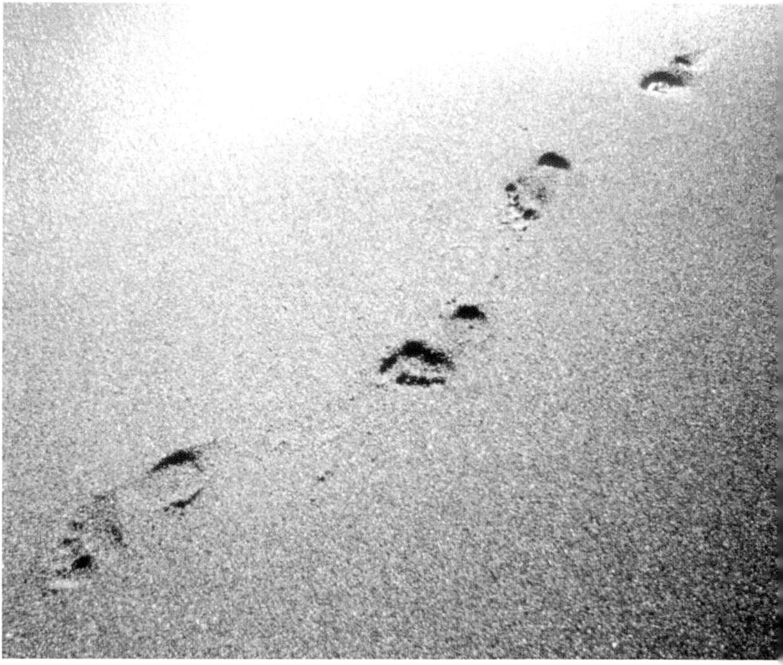

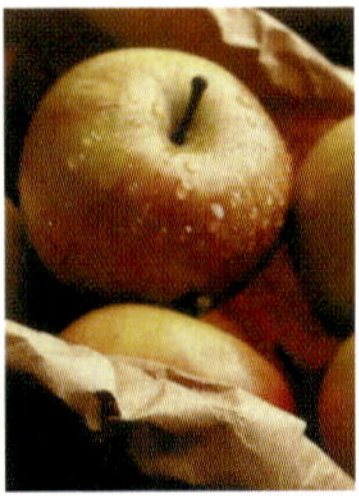

Obst und Gemüse als Radikalfänger

kale, das sind „körpereigene Giftstoffe", die im Körper Eiweiße, Fette und das genetische Material schädigen. Vitamin C und E sind zwei bekannte Antioxidanzien. Werden sie mit der Ernährung als Früchte und Gemüse in genügenden Mengen aufgenommen, können sie das Risiko von Krebs, Herzinfarkt und gewissen altersbedingten Augenkrankheiten wie beispielsweise die Makula-Degeneration senken. Jedoch konnte bisher nicht nachgewiesen werden, dass Vitaminpräparate oder auch andere Tabletten das Altern aufhalten.

## Hormone

Hormone sind eine weitere beliebte Anti-Aging-Strategie. Tatsächlich nehmen mit dem Alter viele Hormone ab. Doch diese einfach zu ersetzen, ist nicht unbedingt sinnvoll. Um ein Hormon wirklich empfehlen zu können, muss der Nutzen nachgewiesen und die Ungefährlichkeit auch in Langzeitstudien bestätigt sein.

## Testosteron

Das Testosteron sinkt bei jedem Mann mit den Jahren, allerdings in unterschiedlichem Ausmaß. Ein vorzeitiger und ausgeprägter Testosteronmangel wird wie eine vorzeitige Alterung erlebt. In diesem Fall bessert die Testosterongabe die vorher bestehenden Symptome wie Libidoverlust, Muskelschwäche und Knochenabbau. Der gesunde Mann mit normalem Testosteronspiegel wird

**Hormone aus Hoden**

Schon in früheren Jahrhunderten galt der Genuss von tierischen Hoden als Potenzmittel. Später spritzte man gar aufbereitetes Hodengewebe von Gänsen und Affen in den Körper, was allerdings wegen drohender allergischer Reaktionen recht gefährlich ist.

wahrscheinlich nicht davon profitieren, auch sind die möglichen Gefahren nicht zu unterschätzen (siehe auch Kapitel 4).

## Wachstumshormone

Wachstumshormone werden heute von verschiedenen Anti-Aging-Institutionen propagiert. Die Behandlung ist sehr teuer. Kleinere Studien haben wohl gezeigt, dass eine Behandlung mit Wachstumshormonen bei älteren Menschen die Muskelmasse erhöht und die Fettmasse erniedrigt, allerdings wurde dabei die Muskelkraft nicht beeinflusst. Als Nachteil musste man auch einen erhöhten Blutdruck und einen erhöhten Blutzucker in Kauf nehmen.

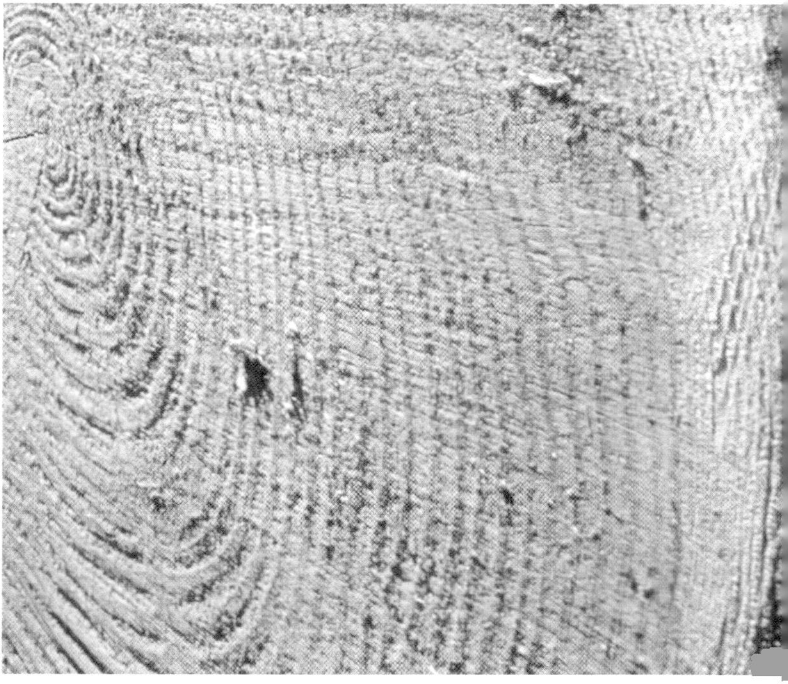

# wege zu sich selbst

Setzen Sie sich im Schneidersitz auf den Boden. Halten Sie Rücken und Schultern locker und gerade.

Beugen Sie die Unterarme im 90°-Winkel und machen Sie lockere Fäuste. Führen Sie dann mit dem Einatmen die Ellbogen nach hinten, legen Sie in der gleichen Bewegung Ihren Kopf in den Nacken. Ziehen Sie Schulterblätter und Ellbogen so weit zusammen, dass Sie die Kontraktion Ihrer Schulter- und Nackenmuskulatur spüren. Verharren Sie 5 Sekunden.

Mit dem Ausatmen führen Sie Ihre Arme nach oben über den Kopf und Ihren Kopf gleichzeitig nach unten zur Brust. Versuchen Sie, Ihre Ellbogen zusammenzulegen. Bleiben Sie 5 Sekunden in der Position und spüren Sie die Dehnung im Nacken und in den Schultern. Wiederholen Sie die Übung fünfmal.

Bleiben Sie einen Moment sitzen. Spüren Sie, wie Sie Kraft gesammelt haben und Anspannung gewichen ist.

2

Gezeigt werden konnte im Gegensatz dazu, dass ältere Menschen von einem dreimonatigen Krafttraining profitieren, sie konnten ihre Muskelkraft stärken. Eine anschließende Gabe von Wachstumshormonen brachte dann keine weitere Verbesserung.
Auf Grund von Einzelbeobachtungen glaubte man zu wissen, dass Wachstumshormone das psychische Wohlbefinden günstig beeinflussen. Das konnte allerdings in kontrollierten Studien nicht bestätigt werden. Noch gar keine Aussagen kann man über die Langzeitfolgen des Wachstumshormons machen. Fachleute befürchten vor allem eine Zunahme der Krebshäufigkeit.

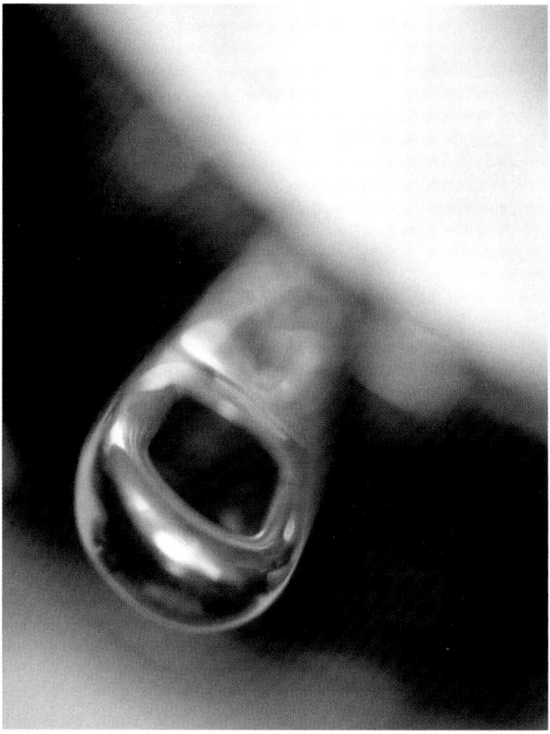

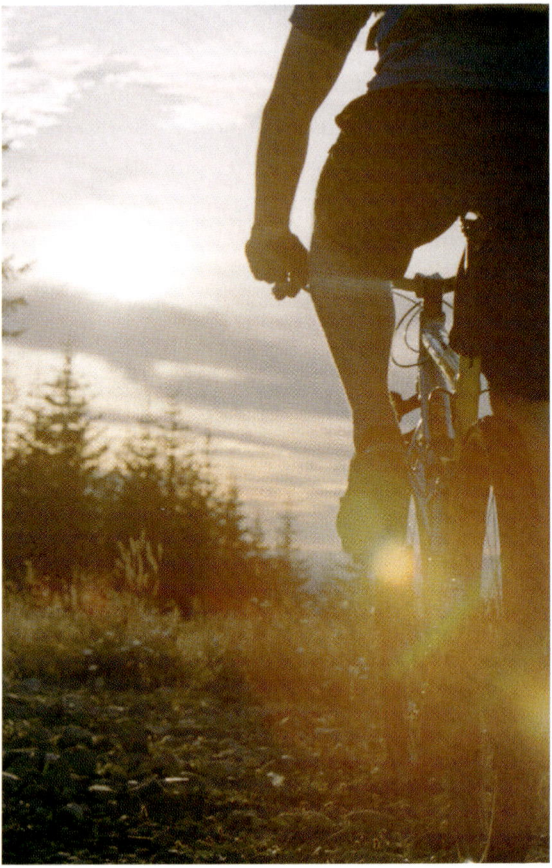

## Dehydroepiandrosteron (DHEA)

DHEA ist ein Hormon aus der Nebenniere, das in Östrogen oder Testosteron umgewandelt werden kann. DHEA hat eine 20-mal geringere Wirkung als Testosteron.

DHEA ist als Medikament im Ausland und über das Internet erhältlich, obwohl man über etwaige weitere Wirkungen im Körper wenig weiß; in Deutschland ist es nicht zugelassen. Falls wirklich ein Testosteronman-

gel nachgewiesen wurde, ist DHEA als Therapie nicht ausreichend.
Immer wieder wird die Yamswurzel als DHEA-Quelle gepriesen. Wohl ist darin ein Grundstoff enthalten, der in der Pharmaindustrie als Ausgangsmaterial für die Synthese von Hormonen dient. Er hat im menschlichen Körper aber eine sehr schwache hormonelle Wirkung.

## Melatonin

Melatonin ist ein Hormon der Zirbeldrüse im Gehirn. Es wird bei Unterzuckerung und bei Dunkelheit ausgeschüttet. Die Reaktion auf diese Reize wird im Alter geringer, weniger Hormon wird freigesetzt. Die Funktion des Melatonins ist noch nicht genau geklärt, unter anderem vermutet man eine Rolle im Tag-Nacht-Rhythmus.
Als Therapie kann Melatonin möglicherweise gewisse Schlafstörungen positiv beeinflussen. Es wird auch bei Jetlag-Symptomen nach Interkontinentalflügen eingesetzt. Die große Popularität des Melatonins als Anti-Aging-Hormon hat aber keine wissenschaftliche Grundlage. In Deutschland ist Melatonin nicht zugelassen.

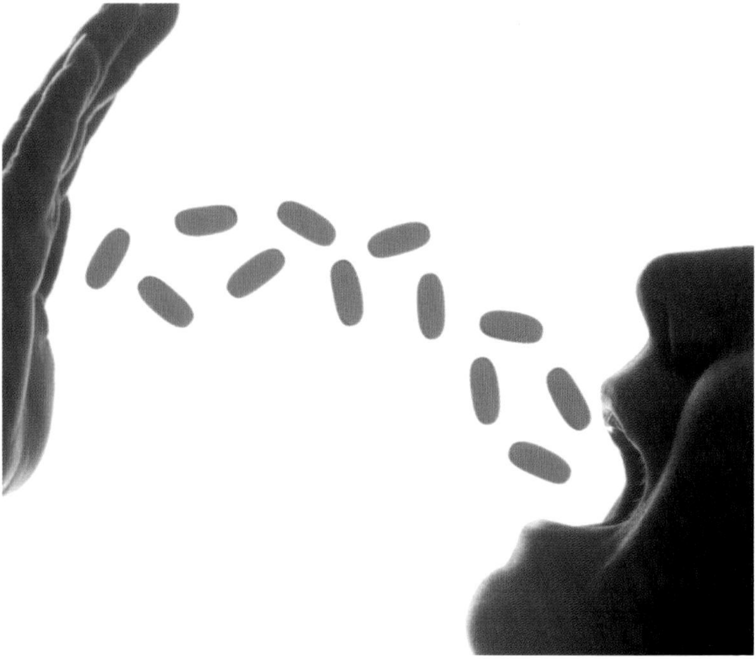

## „Was nicht nützt, schadet nicht"

Das ist eine weit verbreitete Meinung. Doch trifft sie nicht immer zu. Medikamente zur Therapie oder gezielten Vorbeugung einer bestimmten Krankheit unterliegen einer strengen Bewilligungspraxis. Bis ein solches Medikament zugelassen wird, sind umfassende klinische Studien an Menschen notwendig, die den Nutzen und die Gefahren genau dokumentieren. Auch nach der Marktzulassung werden etwaige seltene Nebenwirkungen genau beobachtet und an zentrale Meldestellen weitergeleitet. Trotz rigoroser Tests vor der Zulassung und Markteinführung eines Medikaments können hin und wieder Probleme auftreten, die sogar den Rückzug eines zugelassenen Medikaments nötig machen.

Ganz anders liegt die Sache bei den „gesundheitsfördernden Mitteln“. Bei Produkten, die als reine Ergänzungsstoffe verkauft werden, verlangt sogar die sonst so strenge Zulassungsbehörde FDA (Food and Drug Administration) in den USA nicht annähernd die gleiche strenge Dokumentation zum Nachweis der Wirksamkeit. Es sind nicht die gleichen aufwendigen Sicherheitsbestimmungen und Qualitätsnormen vorgeschrieben, bevor die Präparate in den Verkauf gelangen. Beim Kauf eines solchen Produkts gibt es also keine Garantie auf Wirksamkeit oder Reinheit der Substanz. Da es keine wissenschaftlich sauberen Studien gibt, kennt man auch die beste Dosis nicht. Warnungen vor möglichen Nebenwirkungen sucht man meist ebenfalls vergeblich.

## Der natürliche Jungbrunnen

Bleibt also doch nur eine gesunde Ernährung, ausreichende körperliche Betätigung und der Verzicht auf Nikotin als natürlicher Jungbrunnen? Gesichert ist, dass dies das Risiko verschiedener chronischer Krankheiten senkt und die durchschnittliche Lebenserwartung verlängert. So gibt es wohl heute kein besseres „Elixier“, auch wenn es den Alterungsprozess per se nicht aufhalten kann.

**Karge Kost lässt lange leben?**

Einen lebensverlängernden Effekt scheint man mit einer kargen Ernährung zu erreichen. Zumindest in Tierversuchen zeigte sich, dass eine kalorienarme Ernährung das Leben verlängert, solange alle lebensnotwendigen Nährstoffe eingenommen werden. Ob sich viele Menschen für diese lebensverlängernde Maßnahme begeistern können, sei dahingestellt. Die Forschung bemüht sich heute, die Zusammenhänge aufzuklären und - so hofft man - einen lebensverlängernden Effekt künstlich zu erzeugen, ohne dass man hungern muss.

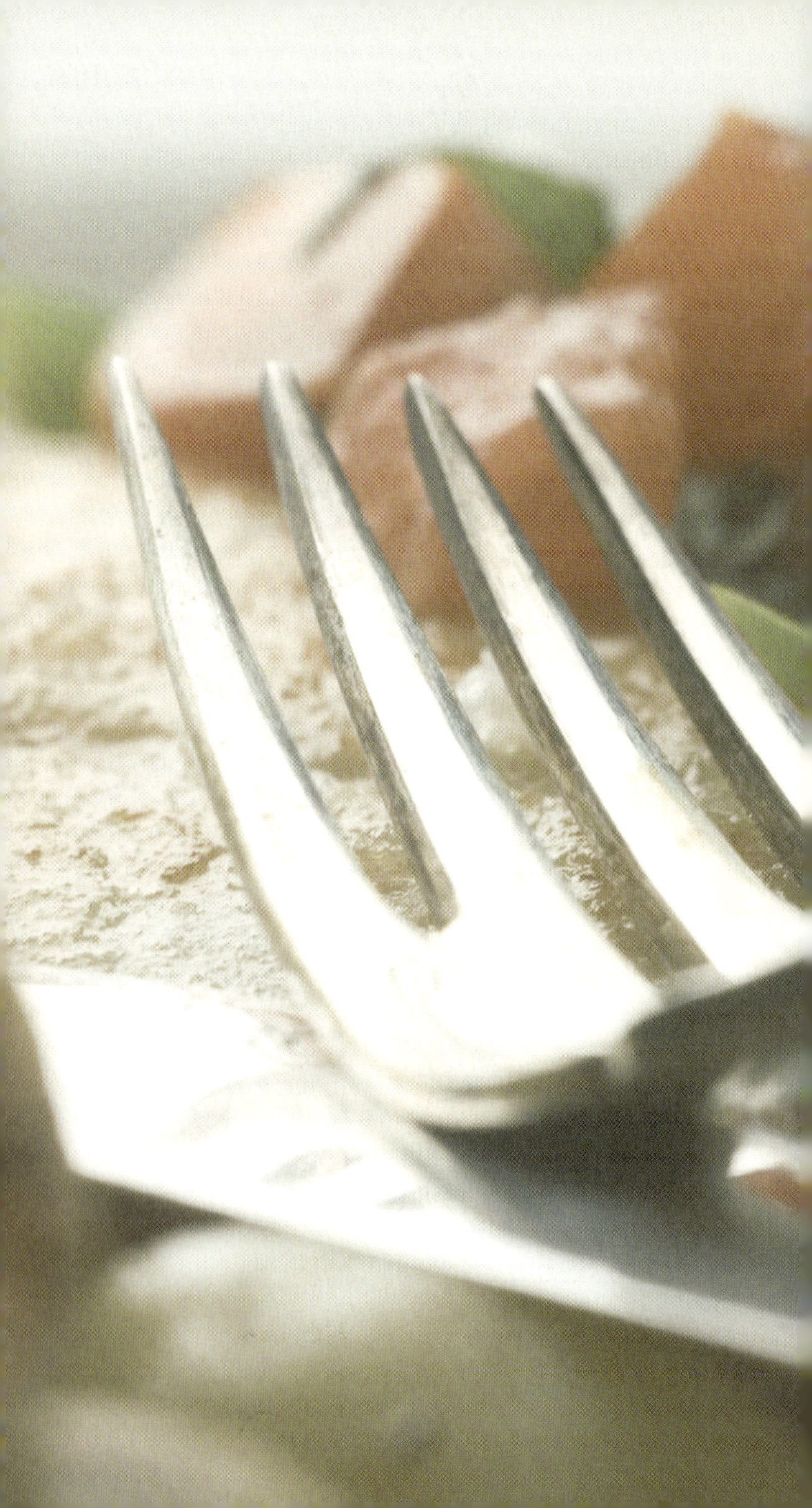

# Gesünder leben: Wo fange ich an?

- Die Wissenschaft hat festgestellt
- Rauchen – haben Sie das nötig?
- Bleiben Sie in Bewegung
- Nicht von null auf hundert
- Sportprogramm sinnvoll gestalten
- Ernährung – Genuss und Gesundheit

3

# Gesünder leben: Wo fange ich an?

## Die Wissenschaft hat festgestellt

Jeder kennt einen übergewichtigen Raucher, der seinen 80. Geburtstag feiern konnte und dann friedlich im Bett gestorben ist, während ein sportlicher, gesundheitsbewusster Mann schon in jüngeren Jahren langsam und qualvoll an Krebs sterben musste. Dass derartige Einzelbeobachtungen nicht die Regel sind, sagt uns die Epidemiologie. Dieser Wissenschaftszweig befasst sich nicht mit der Erkrankung einzelner Menschen, sondern mit der Häufigkeit und den Verteilungsmustern von Krankheiten in einer Bevölkerung.

Von Schotten und Sizilianern

**Japaner in Amerika, Tamilen in der Schweiz**

Die Erkrankungshäufigkeit einer bestimmten Bevölkerungsgruppe ändert sich, wenn sie in andere Länder auswandert. Nach Amerika emigrierte Japaner konnte man über mehrere Generationen beobachten. Im Ursprungsland erkranken Japaner deutlich seltener an Herzinfarkt oder Prostatakrebs, jedoch ist Magenkrebs häufiger. In dem Maße, wie sich ihre Lebensgewohnheiten dem amerikanischen Vorbild anpassen, gleicht sich auch ihre Erkrankungshäufigkeit der US-Bevölkerung an. Herzinfarkt und Prostatakarzinom nehmen zu, das Magenkarzinom wird seltener. Tamilen, die in die Schweiz eingewandert sind, haben ein hohes Risiko, zuckerkrank zu werden. Sie erkranken in der Schweiz häufiger als in ihrem Heimatland.

Ob die veränderte Ernährung oder die verminderte körperliche Aktivität eine größere Rolle spielt, ist nicht sicher geklärt.

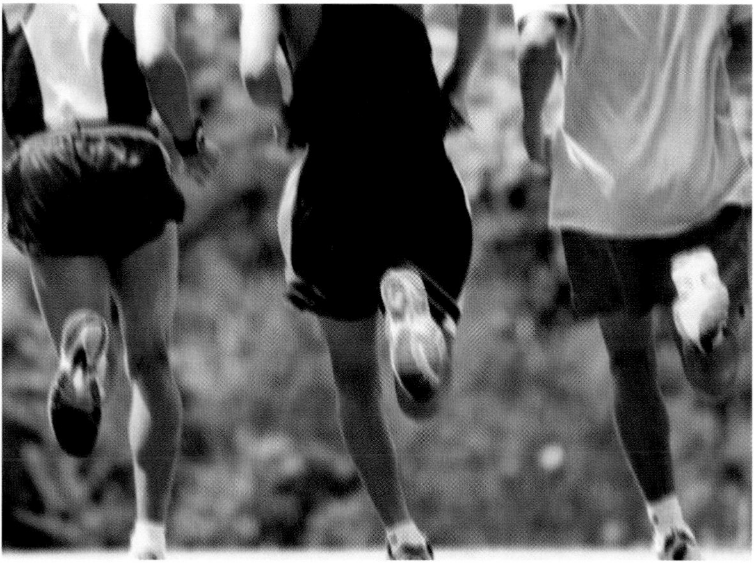

Vergleicht man Schotten mit Sizilianern, fällt die wesentlich geringere Häufigkeit von Herzinfarkten im Süden auf. Um den Ursachen auf die Spur zu kommen, werden nun die Lebensbedingungen der beiden Völker verglichen. Sind genetische Faktoren verantwortlich, die Ernährung, das tägliche Glas Wein oder gar die Siesta? Epidemiologische Forschung gibt wichtige Hinweise, welche Faktoren bei Gesundheit oder Krankheit eine Rolle spielen. Doch aus diesen Beobachtungen abgeleitete Zusammenhänge sind keine wissenschaftlichen Beweise.

Und gleichzeitig auftretende Phänomene müssen nicht zusammenhängen. Als illustratives Beispiel, wie vorsichtig Daten interpretiert werden müssen, mag Folgendes gelten: Im Elsass zeigte sich, dass mit abnehmender Anzahl Störche auch die Geburtenrate zurückging. Es ist offensichtlich, dass diese zwei Entwicklungen unab-

# wege zu sich selbst

Setzen Sie sich bequem und aufrecht auf einen Stuhl, die Füße stehen fest auf dem Boden, Ihre Hände liegen auf den Oberschenkeln. Atmen Sie ruhig.

Drehen Sie Ihren Kopf so weit es geht nach rechts, verharren Sie kurz. Dann nach links. Wiederholen Sie die gesamte Übung dreimal. Drehen Sie jetzt Ihren gesamten Oberkörper so weit nach rechts, wie es geht, wobei Ihre Hände auf den Oberschenkeln liegen bleiben. Dann nach links. Wiederholen Sie die gesamte Übung dreimal. Legen Sie jetzt eine Münze hinter Ihren Stuhl. Drehen Sie sich ohne sich vom Sitz zu bewegen so weit nach rechts um, dass Sie die Münze sehen. Dann nach links. Wiederholen Sie die gesamte Übung dreimal. Jetzt schauen Sie unter Ihren Armen hindurch nach der Münze. Wiederholen Sie auch diese Übung dreimal. Zum Abschluss beugen Sie sich nach vorne und schauen zwischen Ihren Beinen hindurch auf die Münze. Greifen Sie danach und heben Sie sie auf.

Stehen Sie auf, gehen Sie ein paar Schritte und spüren Sie aktiv Ihre Wirbelsäule.

3

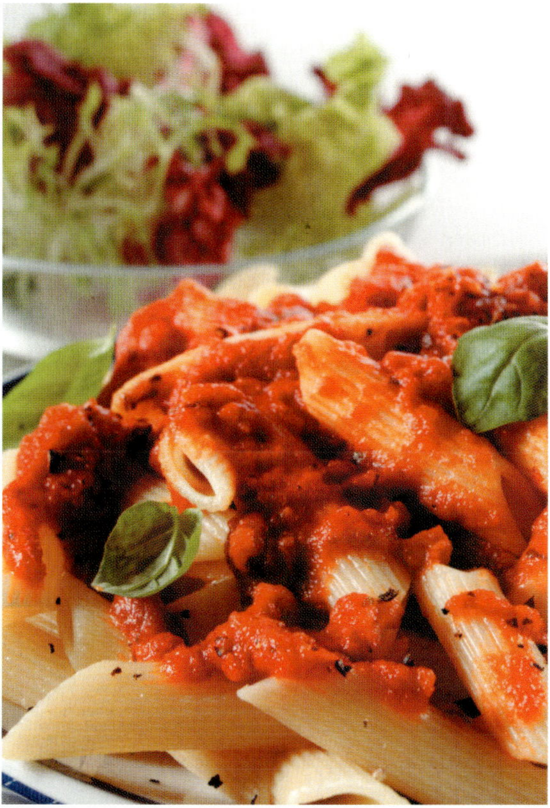

Mediterrane Ernährung hält gesund

hängig voneinander aufgetreten und nicht ursächlich verknüpft sind.

Um den Einfluss eines bestimmten äußeren Faktors auf die Gesundheit zu bestimmen, braucht man den Vergleich zwischen zwei möglichst gleichen Personengruppen, die einen unterschiedlichen Lebensstil haben.

Die berühmte Lyon-Heart-Studie aus Lyon hat den Einfluss der Ernährung bei Patienten nach Herzinfarkt untersucht. Einer Gruppe wurde eine mediterrane Ernährung empfohlen. Diese besteht aus viel Obst und

Gemüse, Olivenöl, reichlich Weizenprodukten wie Brot und Pasta, Fisch, aber wenig Fleisch und wenig tierischen Fetten. Der anderen Gruppe wurden die geltenden konventionellen Ernährungsempfehlungen gegeben, ganz allgemein nicht zu viel Fett zu essen. Das Resultat hat alle überrascht: Die Patientengruppe mit der mediterranen Ernährung zeigte einen viel besseren Verlauf, sie erlitt deutlich seltener einen zweiten Herzinfarkt.

Diese Studie untersuchte einen Ernährungsstil, keinen Einzelfaktor. Wohl kennt man die Wirkung einzelner Nahrungsbestandteile. So wirkt Olivenöl günstig auf die Blutfette, Fisch verbessert die Blutgerinnung, vermindert Herzrhythmusstörungen und schützt die Gefäße, Antioxidanzien aus Früchten inaktivieren schädliche freie Radikale. Die nachteiligen Wirkungen von zu viel tierischen Fetten werden vermieden. Welches Element der mediterranen Ernährung am wichtigsten ist, sagt diese Untersuchung nicht.

# Rauchen – haben Sie das nötig?

In Deutschland sind rund 15 % aller Todesfälle durch das Rauchen bedingt. Raucher leben im Durchschnitt rund 7,5 Jahre kürzer. Diese Durchschnittszahl macht aber noch nicht deutlich, dass Raucher schon mit 40 Jahren an Herzinfarkt oder Lungenkrebs sterben können. Die Hälfte aller Todesfälle durch Krebs und etwa 30 % der Todesfälle durch Herzinfarkt und Hirnschlag sind auf das Rauchen zurückzuführen.

Im Gegensatz zum Alkoholgenuss, der in geringen Maßen meistens keine gesundheitlichen Risiken birgt oder unter Umständen vor gewissen Krankheiten schützt, gibt es beim Rauchen keine Schwellendosis, die vollkom-

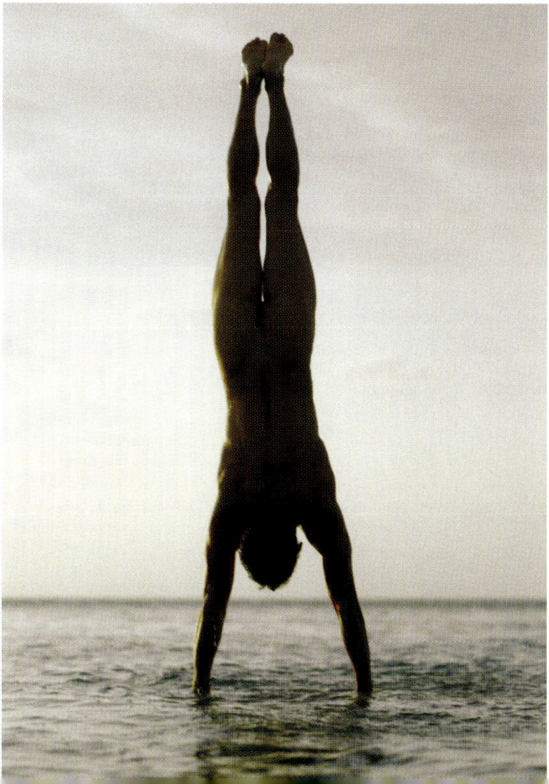

**Männer rauchen**

häufiger als Frauen. Bei den 40- bis 55-Jährigen sind es in Deutschland rund 40 % der Männer und 30 % bei den Frauen. Jedoch findet ein dramatischer Wandel statt. Während die Häufigkeit des Rauchens bei den Männern zurückgeht, greifen immer mehr Frauen zum Glimmstängel. Allerdings ist die Anzahl der gerauchten Zigaretten bei Raucherinnen niedriger als bei Rauchern.

## Großangriff auf Ihre Gesundheit

**Was Raucher riskieren:**

- Erektionsstörungen
- schnellere Alterung der Haut, Runzeln
- geringere körperliche Leistungsreserve
- Durchblutungsstörung der Beine („Schaufensterkrankheit")
- Augenkrankheiten wie Linsentrübung und Netzhautdegeneration (Makula-Degeneration)
- Osteoporose mit Wirbel- und Hüftfrakturen
- Mundgeruch, Zahnfleischentzündung
- Herzinfarkt
- Schlaganfall
- Lungenkrebs
- Blasenkrebs
- Magenkrebs

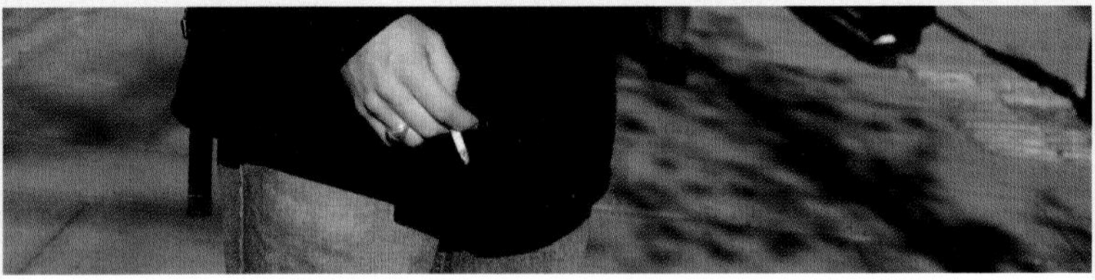

## Wie abhängig sind Sie?

| **Nikotinabhängigkeit** | **schwach** | **mittel** | **stark** | **sehr stark** |
|---|---|---|---|---|
| Zigaretten pro Tag | 1 bis 9 | 10 bis 19 | 20 bis 30 | > 30 |
| Zeit bis zur ersten Zigarette nach dem Aufwachen | > 60 Minuten | 30 bis 60 Minuten | 5 bis 30 Minuten | < 5 Minuten |
| Entzugssymptome | schwach | mäßig | stark | sehr stark |

men unbedenklich ist. Schon wenige Zigaretten sind ein Risiko.

## Unfreiwillige Raucher

Auch der Nebenstrom des Rauchs enthält viele schädliche und krebsauslösende Stoffe. Besonders hoch wird die Schadstoffkonzentration beim Rauchen im Auto, bei geschlossenen Fenstern oder im Restaurant. Partnerinnen von Rauchern haben ein 40 % höheres Risiko, an einem Lungenkrebs zu sterben. Und Kinder sind in ihrer ganzen Entwicklung beeinträchtigt, wenn im Elternhaus geraucht wird.

## Genuss mit Reue

In den ersten Jahren denken viele, dass der Rauch ihnen nichts ausmacht. Das Herzinfarkt- und Lungenkrebsalter ist noch weit weg. Unangenehme Erscheinungen des Rauchens haben sich noch nicht etabliert. Doch irgendwann beginnt der morgendliche Husten und das Keuchen auf der Treppe. Die Einstellung zum Rauchen ändert sich. Aufhören wäre schon gut, aber … „Rauchen schadet der Gesundheit“ steht auf jedem Zigarettenpäckchen, doch das Wissen wird im Alltag nicht umgesetzt. Rauchen ist eine Gewohnheit, ein Ritual unter Freunden, und nicht zuletzt verzichtet der Körper nach Jahren des Rauchens nur ungern auf das gewohnte Nikotin.

Um die Nikotinabhängigkeit zu überwinden, braucht es Zeit und die Unterstützung durch Familie, Freunde und vielleicht auch den Arzt. Man plant den Ausstieg.

Bei mittlerer oder starker Nikotinabhängigkeit sollte man nicht zögern, beim Hausarzt Hilfe und vielleicht eine medikamentöse Unterstützung zu holen. Es gibt heute verschiedene Nikotinersatzprodukte, die die erste Zeit der Entwöhnung erleichtern. Dem Körper wird durch Pflaster, Kaugummis oder Nasensprays noch Nikotin zugeführt. Wenn nicht noch Entzugserscheinungen quälen, gelingt es einfacher, die gewohnten Rauch-Rituale aufzugeben und auf die Zigarette nach dem Essen unter Freunden oder im Kollegenkreis zu verzichten. Beim Nikotinersatz bleibt ein Teil des Risikos des Rauchens bestehen: die schädigende Wirkung des Nikotins auf Herz und Gefäße.

Am häufigsten wird der Nikotinentzug mit Nikotinkaugummis unterstützt. Damit die Kaugummis aber ihre Wirkung entfalten, müssen sie richtig angewandt werden. Man beginnt mit 8 bis 15, maximal 20 Kaugummis pro Tag. Die Menge wird dann langsam reduziert. Wichtig ist, dass die Kaugummis mit der richtigen Methode eingesetzt werden. Nach rund 15 Sekunden Kauen tritt

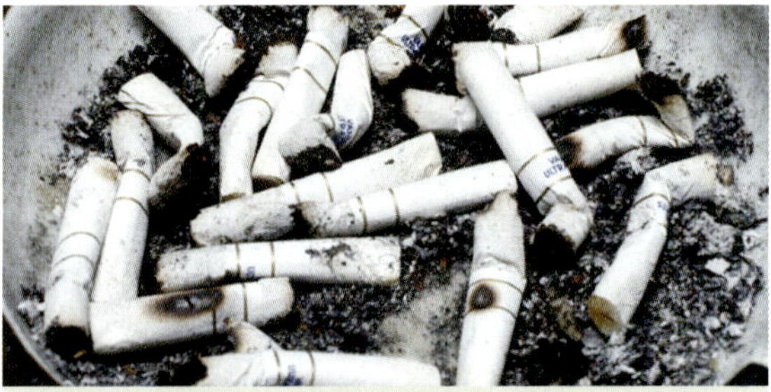

**Aufhören lohnt sich**

- „Je früher, desto besser", aber auch „lieber spät als nie".
- Wer weniger als 20 Zigaretten täglich geraucht hat und aufhört, erreicht das Risiko des Nichtrauchers für Lungenkrebs innerhalb von 10 bis 15 Jahren, für Herz-Kreislauf-Krankheiten in der Hälfte dieser Zeit. Bei starken Rauchern bleibt das Erkrankungsrisiko länger erhöht.
- Beim Nikotinstopp kann eine Gewichtszunahme auftreten, sie schadet aber weniger als das Rauchen.

ein leicht brennender Geschmack auf. Der Kaugummi muss dann zwischen Wange und Zahnfleisch eine Minute ruhen. Dieses „kauen und parken“ wird während einer halben Stunde mehrmals wiederholt.

Es gibt mittlerweile auch die Möglichkeit, einen Zigaretten-Entzug medikamentös zu unterstützen. Diese Anti-Raucher-Pillen sind jedoch rezeptpflichtig und sollten auch nur unter strenger ärztlicher Kontrolle eingenommen werden.

Wer aufgehört hat zu rauchen, bleibt Exraucher und wird nicht zum Nichtraucher: Auch nach Jahren der Abstinenz können einzelne Zigaretten die alte Sucht wieder auflodern lassen.

Gar nicht zu rauchen ist sicher das Ziel. Aber auch eine Reduktion der Anzahl an Zigaretten nützt. Das gilt nicht unbedingt für Patienten, die bereits geschädigte Herzkranzgefäße haben. Hier kann schon eine einzige Zigarette eine akute Gefäßverengung bewirken.

Viele Raucher schaffen den definitiven Ausstieg nicht beim ersten Versuch. Trotzdem sollte man nicht beim ersten Rückfall aufgeben. Oft sind vier oder fünf Anläufe nötig, um dauerhaft mit dem Rauchen aufzuhören. Die Rauchentwöhnung ist ein längerer Prozess.

## Light-Zigarette, Zigarre, Kautabak?

„Light-Zigaretten“ bergen kaum weniger Risiko. Die meisten Raucher von „Light-Zigaretten“ inhalieren öfter und tiefer, um den gewünschten Nikotinblutspiegel zu erreichen. Bei Rauchern von „Light-Zigaretten“ entsteht Krebs häufiger tief im Lungengewebe. Genussraucher, die nur gelegentlich eine Zigarre oder eine Pfeife rauchen, inhalieren in der Regel nicht. Bei regelmäßigem Zigarrenkonsum ist das Lungenkrebsrisiko auch ohne Inhalieren rund dreimal höher als bei Nichtrauchern. Bei allen starken Pfeifen- und Zigarrenrauchern steigt das Risiko für Speiseröhren-, Kehlkopf-, Lippen- und Mundbodenkrebs. Besonders gefährdet sind Raucher, die von der Zigarette auf Pfeife oder Zigarre umsteigen, da sie den Rauch meist inhalieren und auch mengenmäßig mehr rauchen. Kautabak gilt bei vielen als unschädlich. Falsch! Zwar erreicht kein schädlicher Rauch die Lunge. Doch auch hier macht Nikotin abhängig, und die Gefahr von Krebs im Mund- und Rachenraum ist groß.

## Ohne Rauch sind Männer besser

- Sie werden körperlich leistungsfähiger.
- Sie fühlen sich freier, husten weniger und können besser durchatmen.
- Das Essen hat wieder mehr Geschmack.
- Ihre Haut sieht schöner aus und altert weniger schnell.
- Ihr Körper, Ihre Kleider und Ihre Wohnung verlieren den unangenehmen Geruch von Zigaretten.
- Sie sparen Geld.
- Erektionsstörungen sind seltener.
- Das Risiko für Herzinfarkt, Schlaganfall und Lungenkrebs geht zurück.

Weitere Informationen sind unter anderem erhältlich bei:
www.rauchfreiwerden.de
www.rauchfrei-info.de

# Bleiben Sie in Bewegung

Von der Wohnung mit dem Lift in die Tiefgarage, mit dem Auto ins Büro, den ganzen Tag vor dem PC, abends vor dem Fernseher, so oder ähnlich sieht das Leben vieler Menschen heute aus. Die meisten Deutschen bewegen sich zu wenig, Tendenz steigend.
Menschen, die sich ausreichend bewegen, sind leistungsfähiger, auch im höheren Alter. Die körperliche Aktivität beeinflusst den Stoffwechsel günstig, senkt den Blutdruck, die Blutfette und den Blutzucker, alles ohne Medikamente! Körperliche Aktivität hat auch einen positiven Einfluss auf die Psyche und das allgemeine Wohlbefinden.

## Es ist nie zu spät

Für die Gesundheit im mittleren Lebensalter ist es unwichtig, ob man als Jugendlicher eine große Sportskanone war, es zählt nur, ob man jetzt körperlich aktiv ist.

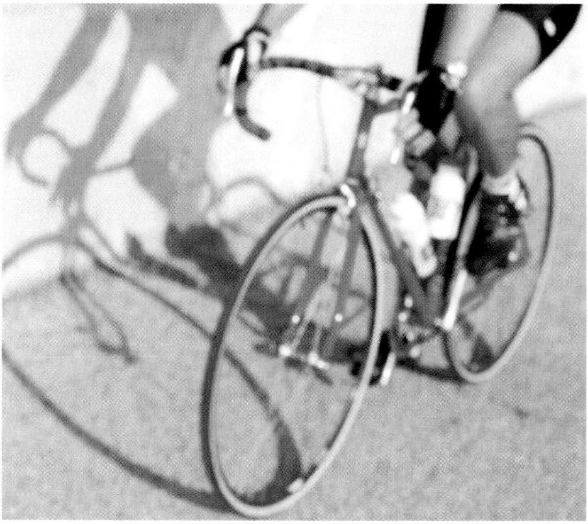

# Nicht von null auf hundert

## Das Minimalprogramm

Mindestens 30 Minuten Bewegung am Tag

Um einen gesundheitsfördernden Effekt zu erzielen, sollte man mindestens 30 Minuten pro Tag körperlich aktiv sein. Dafür braucht man nicht unbedingt zu joggen oder sich im Fitnessstudio abzustrampeln. Ausreichend ist eine „mittlere körperliche Anstrengung", zum Beispiel zügiges Gehen, bei dem man etwas ins Schwitzen kommt. Geeignet sind auch Fahrradfahren, Schwimmen, Skilanglauf oder Gartenarbeit.

Man muss die 30 Minuten nicht unbedingt am Stück absolvieren, es können auch dreimal 10 Minuten sein, vielleicht gleich beim Weg zur Arbeit oder zum Einkaufen.

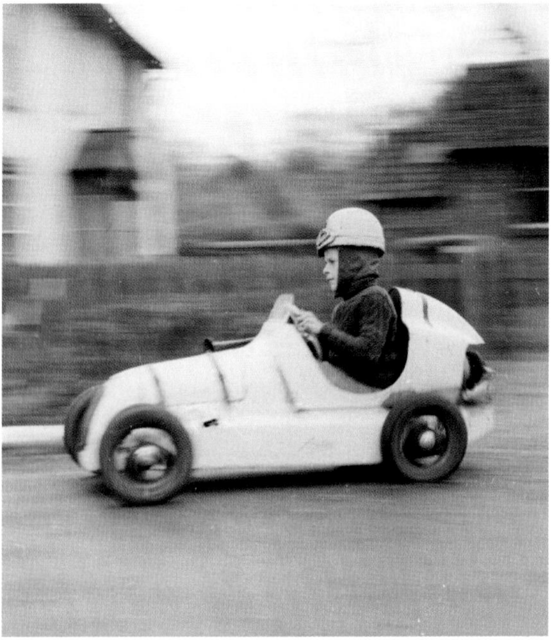

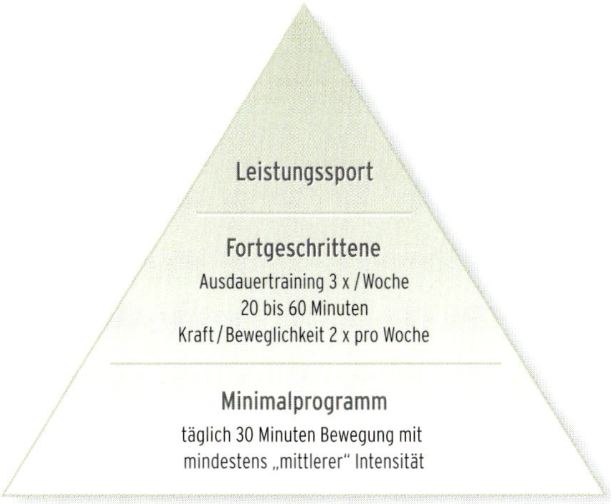
Leistungssport
Fortgeschrittene
Ausdauertraining 3 x / Woche
20 bis 60 Minuten
Kraft / Beweglichkeit 2 x pro Woche
Minimalprogramm
täglich 30 Minuten Bewegung mit
mindestens „mittlerer“ Intensität

Quelle: modifiziert nach Empfehlungen BASPO, BAG und Netzwerk Gesundheit und Bewegung, Schweiz

**Mit der Bewegungspyramide**

das Sportprogramm nach und nach aufbauen

## Bewegung – was bringt es?

- Fettstoffwechsel: Gutes Cholesterin (HDL) wird erhöht, schlechtes Cholesterin (LDL) gesenkt.
- Bewegung hilft, einer Gewichtszunahme vorzubeugen.
- Der Blutdruck wird gesenkt.
- Das Ansprechen der Zellen auf Insulin wird verbessert.
- Stimmungsaufhellende Botenstoffe, die Endorphine, werden im Gehirn freigesetzt.

## Für Fortgeschrittene

Wer mehr für sich tun will, trainiert am besten regelmäßig Ausdauer sowie Kraft und Beweglichkeit. Ideal sind 20 bis 60 Minuten Ausdauertraining 3-mal pro Woche und ein Kraft- und Beweglichkeitstraining 2-mal pro Woche. Besonders wichtig ist das Krafttraining ab etwa 50 Jahren. Es hilft, die Muskelmasse zu erhalten. Man kann aber in jedem Alter damit beginnen, es gibt keine obere Altersgrenze, um daraus Nutzen zu ziehen.

Es gibt keine Altersgrenze für ein Krafttraining

**Bewegung wehrt Krankheiten ab**

- Herz-Kreislauf-Krankheiten, z.B. Herzinfarkt und Schlaganfall
- Krebs, v.a. Dickdarmkrebs
- Zuckerkrankheit (Typ-2-Diabetes)
- Osteoporose
- Depression

## Leistungssport

Darüber hinausgehende sportliche Aktivitäten muss man unter der Rubrik Spaß verbuchen. Im Vergleich zu regelmäßigem Kraft- und Ausdauertraining verbessert Leistungssport die Gesundheit nicht weiter. Zudem hat der Leistungssport seine eigenen Risiken.

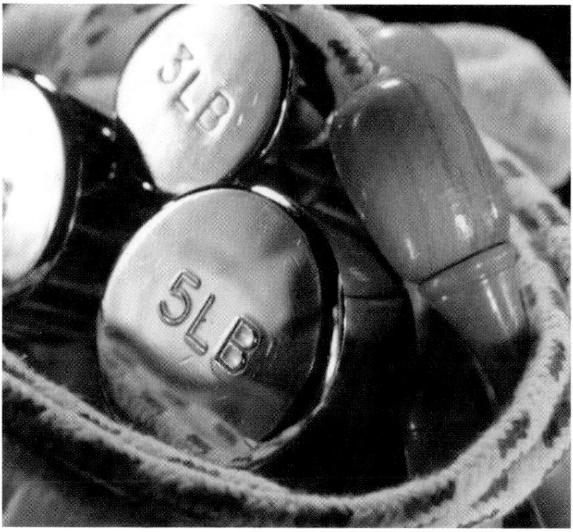


# Sportprogramm sinnvoll gestalten

## Krafttraining

Gut trainierte Muskeln stabilisieren die Körperhaltung. Speziell eine kräftige Rücken- und Bauchmuskulatur entlastet die Wirbelsäule. Die Muskeln schützen auch die Gelenke vor Überbelastung. Bei schwach ausgebildeter Muskulatur können Fehlbelastungen zu Arthrosen führen. Auch für den Stoffwechsel ist die Muskelmasse von Bedeutung. Je mehr davon vorhanden ist, desto mehr Kalorien, vor allem auch Fett, werden verbrannt. Dies hilft, ein normales Körpergewicht zu halten. Um einem Knochenabbau (siehe auch Kapitel 8) vorzubeugen, brauchen die Knochen eine gewisse Belastung. Nur bei diesem Reiz bilden sich neue Knochenbälkchen, und das Kalzium lagert sich in den Knochen ein.

Ein trainiertes Herz arbeitet ökonomischer

Ein Krafttraining sollte langsam gesteigert werden. Während der Muskel relativ rasch an Volumen und Kraft zunimmt, werden Sehnen und Bänder nur langsam stärker. Sie müssen sich erst an die neue Belastung gewöhnen. Bei Überlastung sind Muskelansatzpunkte und Sehnen anfällig für Entzündungen. Häufig sind Achillessehne, Schulter, Handgelenk oder Ellbogen betroffen. Im letzteren Fall spricht man vom Tennisellbogen, auch wenn er durch andere Sportarten verursacht werden kann.
Beim Krafttraining wird zwischen der Zunahme der Maximalkraft und der Zunahme der Kraftausdauer unterschieden. Ein maximaler Muskelgebrauch ist beim Training für keine der beiden Formen nötig. Dies erhöht nur die Verletzungsgefahr. Damit der Muskel an Kraft gewinnt, müssen die Übungen mehrmals in mittlerer Intensität (etwa 75 % der Muskelkraft) mindestens 10-mal wiederholt werden. Für die Kraftausdauer dürfen die Übungen etwas weniger intensiv sein, müssen aber bis zu 30-mal durchgeführt werden.

## Ausdauertraining

Nach immer wiederholter körperlicher Belastung kommt es zu einer Stärkung des Herzmuskels. Pro Herzschlag kann mehr Blut ausgeworfen werden, deshalb sind weniger Herzschläge pro Minute notwendig. Der Ruhepuls sinkt. In der Haut und in der Muskulatur kommt es zu einer Erweiterung der Blutgefäße, der Blutdruck sinkt. Dank dieser Anpassungen kann das Herz in Ruhe quasi im „Sparmodus“ laufen und unter Belastung seine Leistung besser steigern.
Auch der Fettstoffwechsel wird günstig beeinflusst. Es kommt zu einer Erhöhung des gesunden, die Gefäße schützenden HDL-Cholesterins.

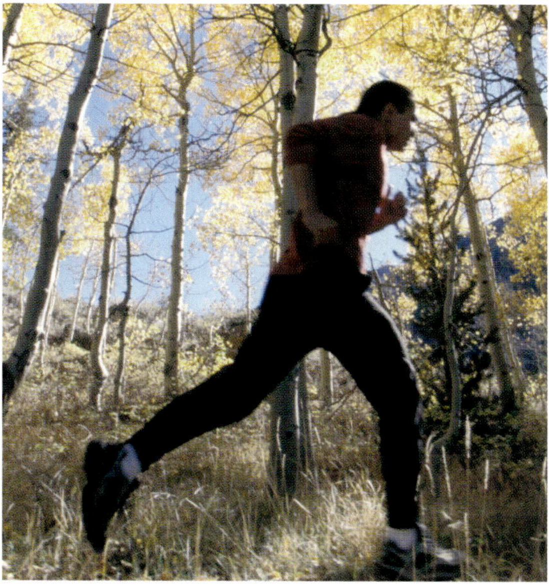

**Muskelkater**

Durch die ungewohnte Belastung des Muskels kommt es zu mikroskopisch kleinen Schäden an den Muskelfibrillen, Gewebswasser dringt ein. Dies führt zu einem Dehnungsschmerz, den man ein paar Tage verspürt.

## Koordinationstraining

Einen jüngeren Mann kann man von einem älteren häufig auch durch sein Bewegungsmuster unterscheiden. Doch gibt es hier große Unterschiede. Ob man einen „elastischen" Gang und sichere Bewegungen beibehält, ist nicht zuletzt auch eine Frage der Koordination der Bewegungen. Eine gute Koordination hilft Unfälle vermeiden. Selbst aktive Sportler profitieren davon. Bei Handballspielern einer regionalen Liga ließ sich durch ein gezieltes Koordinations- und Sprungtraining die Häufigkeit von Sportunfällen drastisch reduzieren.
Die Koordination wird auch beim Kraft- und Ausdauertraining geschult. Für ein gezieltes Training gibt es viele Möglichkeiten, beispielsweise das Balancieren auf einem Balken oder einem Kippbrett. Geeignet ist auch Aerobic mit einem etwas komplizierteren Bewegungsablauf.

**So viele Kalorien verbrauchen Sie etwa in 30 Minuten:**

| | | | |
|---|---|---|---|
| Sauna | 40 | Walzertanzen | 170 |
| Telefonieren | 40 | Tennisspielen | 220 |
| Computerarbeit | 50 | Treppensteigen | 290 |
| Kartenspielen | 50 | Joggen, Rudern | 300-500 |
| leichte Hausarbeit | 110 | Schneeschaufeln | 300 |
| Sex | 130 | Skifahren, Fahrradfahren | 360 |
| Spazierengehen | 150 | Bodybuilding | 410 |
| Golfspielen | 160 | | |

**Maximale Herzfrequenz = 220 minus Alter**

Beginnt man neu mit einem Training, ist der erste spürbare Erfolg nach wenigen Tagen meist noch nicht auf eine Zunahme der Ausdauer oder der Kraft zurückzuführen, sondern auf eine verbesserte Koordination und den ökonomischeren Einsatz der Muskeln.

## Beweglichkeitstraining

Dehnübungen (Stretching) erhalten und verbessern den Bewegungsumfang der Gelenke. Dies ist beispielsweise wichtig bei verkürzter Beinmuskulatur, die eine Belastung für den Rücken ist (siehe auch Kapitel 8). Auch durch Training neigen Muskeln dazu, sich zu verkürzen. Verkürzte Muskeln und unelastische Sehnen sind anfällig für Verletzungen.

Nützlich ist das Stretching nach einem Training, es fördert die Regeneration. Abfallprodukte werden aus dem Muskel schneller abtransportiert. Stretchen sollte immer sanft ausgeführt werden. Keinesfalls dürfen die Muskeln gezerrt oder zu stark gedehnt werden. Das Stretchingprogramm in der Aufwärmphase ist heute umstritten. Statt eines intensiven statischen Dehnens wird heute ein leichtes federndes Aufwärmen empfohlen.

## Bewegung jeden Tag

Trotz aller guten Vorsätze ist es oft schwierig, Zeit für den Gang ins Fitness-Studio zu finden. Es gelingt eher, die körperliche Aktivität in den Alltag einzubauen. Dazu ein paar Tipps:

Bewegung in den Alltag einbauen!

- das Auto so wenig wie möglich benutzen
- mit dem Fahrrad zur Arbeit fahren
- auf dem Heimweg einige Stationen früher aus dem Bus aussteigen und zu Fuß gehen
- immer die Treppe statt den Fahrstuhl benutzen

Die Belastung kann man durch Pulsmessung kontrollieren, einfach mit der Hand oder bequemer mit einer Pulsmessuhr. Zwischen mittlerer und höherer Intensität kann man auch anhand folgender Punkte unterscheiden: Bei mäßiger Intensität schwitzt man leicht und kann noch ganze Sätze sprechen, bei hoher Intensität reicht die Luft nur für einzelne Wörter, zudem schwitzt man stark.

## Wie hart darf das Training sein?

Für Gesunde gilt als Faustregel, dass der Puls „220 minus Alter“ nicht überschreiten sollte. Wer bereits an einer Herz- oder Gefäßkrankheit leidet oder blutdrucksenkende Mittel einnimmt, sollte vorher seinen Arzt um Rat fragen. Beispielsweise kann unter Therapie mit einem Betablocker als Blutdrucksenker die Herzfrequenz nicht gleich stark erhöht werden, der Puls als Kontrolle entfällt. Um die ideale Trainingsintensität zu finden, ist unter Umständen ein Belastungstest unter kontrollierten Bedingungen notwendig.

Auch wer erst in höherem Alter mit Sport beginnen möchte, sollte sich vorher vom Arzt untersuchen lassen.

## Fitness oder Fett weg?

Je nachdem, ob man eher Fitness trainieren oder den Fettabbau fördern will, muss man sein Sportprogramm unterschiedlich aufbauen. Der Fettabbau ist bei mittlerer Anstrengung am stärksten, d.h. bei etwa 65 % der maximalen Herzfrequenz. Für einen 50-jährigen Mann liegt das Optimum also bei rund 110 Schlägen pro Minute. Der Fettabbau braucht Zeit, um richtig in Gang zu kommen. Nach zehn Minuten stammen erst wenige Prozent der Energie aus dem Fettdepot, nach einer halben Stunde sind es 50 %.
Will man jedoch Herz und Kreislaufsystem trainieren, liegt die ideale Herzfrequenz höher. Bei dieser Trainingsart gehen zwar auch Kalorien verloren, verbrannt werden jedoch eher gespeicherte Kohlenhydrate, das Fett bleibt in den Depots liegen.

## Sportverletzungen vermeiden

Zu Sportverletzungen kommt es vor allem, wenn man schlecht trainiert größere sportliche Leistungen erbringen möchte. Wer unvorbereitet zum Beispiel anspruchsvoll Ski fährt, ist besonders gefährdet. Körperliche Anstrengungen sollen langsam gesteigert werden.

**Anstrengen ja – überanstrengen nein**

Bei Fieber oder Krankheitsgefühl sollte man sich nicht körperlich belasten. Treten beim Training Schmerzen oder Druckgefühl in der Brust auf, die eventuell gar in Arme, Schultern, Oberbauch, Hals und Rücken ausstrahlen, können dies Anzeichen einer Herz-Kreislauf-Erkrankung sein.

In diesem Fall sollten Sie unbedingt einen Arzt oder eine Ärztin aufsuchen.

## Ernährung – Genuss und Gesundheit

Essen soll Freude machen. Ernährung bedeutet nicht nur Kalorien zählen und Vitamine tanken. Mahlzeiten dienen der Entspannung, ermöglichen soziale Kontakte und sollten nicht zuletzt auch gut schmecken.
Doch unsere Esskultur hat sich stark gewandelt. Weder dem Frühstück noch dem Mittagessen wird eine große Bedeutung zugemessen. Lange Mittagspausen, sei es zu Hause am Familientisch oder mit Arbeitskollegen, sind die Ausnahme. Kommt dann der Hunger, wird er oft mit Snacks gestillt, die irgendwo stehend oder vor dem PC sitzend gegessen werden.
Wenn wir heute so viel von mediterraner Ernährung sprechen, sollten wir nicht nur an die chemische Zusam-

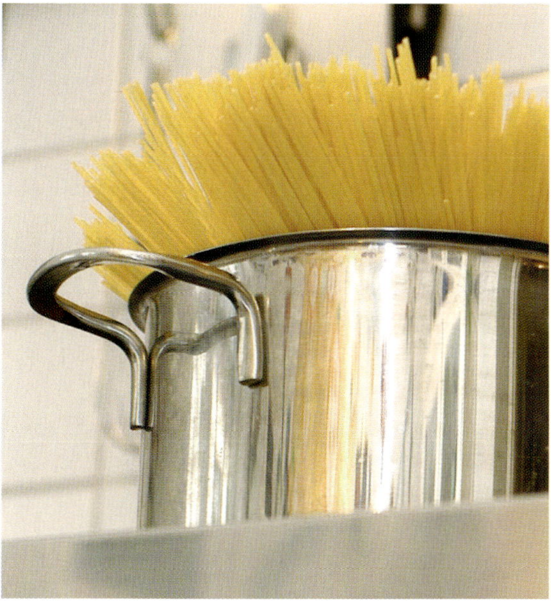

mensetzung des Olivenöls oder den Antioxidanziengehalt von Tomaten denken, sondern uns immer auch das Bild einer mediterranen Tafel vor Augen halten.

Lange Zeit argwöhnten Genussmenschen, bei einer Ernährungsberatung würden vor allem Verbotslisten verteilt. „Körnerpickerei" ist nicht attraktiv, und so wird eine Veränderung der Essgewohnheiten schon gar nicht in Angriff genommen. Noch gibt es die Apostel des asketischen Lebens, doch mehr und mehr versöhnen sich Gesundheit und Genuss. Die Bewohner der Mittelmeergegend zeigen uns, wie gut eine gesunde Ernährung schmecken kann. Falls nicht schon schwere Krankheiten bestehen, die eine Diät unumgänglich machen, muss man nicht auf kulinarische Genüsse verzichten. Keine Angst vor den „falschen" Nahrungsmitteln einmal die Woche, dafür lieber jeden Tag von den „richtigen" essen.

**Hilft gesund essen?**

Mit einer gesunden Ernährung kann man die Hälfte der Herz-Kreislauf-Krankheiten und ein Drittel der Krebserkrankungen vermeiden oder um Jahre verzögern. Auch das Auftreten eines Diabetes wird verzögert oder verhindert.

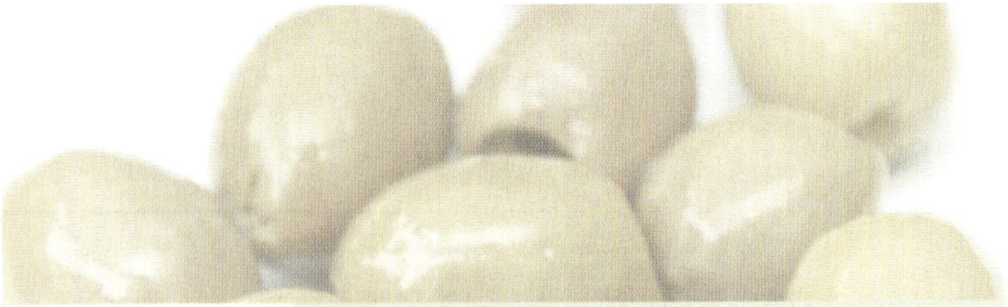

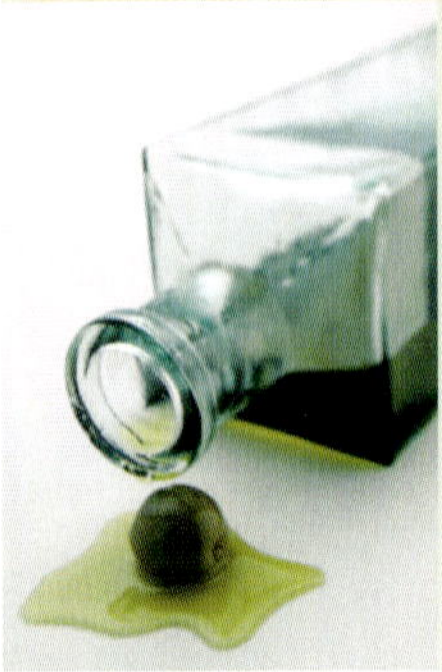

**Gesunde mediterrane Ernährung**

- viel Obst und Gemüse
- Olivenöl
- Fisch
- kleinere Fleisch- und Käseportionen
- komplexe Kohlenhydrate (Pasta und andere Weizenprodukte wie Brot)
- Nüsse
- Geselligkeit, Entspannung, Freude

Es gibt keine spezielle Diät, die vor Herz-Kreislauf-Krankheiten schützt. Ebenso wenig schützen Diäten vor Diabetes, hohem Blutdruck und hohen Blutfetten sowie vor Krebserkrankungen. Was heute als gesunde Ernährung gilt, hilft vielen Erkrankungen vorzubeugen und fördert das Wohlbefinden. Statt eines kurzfristigen Versuchs mit Produkten aus dem Reformhaus ist eine langsame, aber anhaltende Umstellung der Ernährungsgewohnheiten Erfolg versprechender.

Täglich fünf Portionen Gemüse oder Früchte

## Die Ernährungspyramide

Die Ernährungspyramide teilt die Nahrungsmittel grob in Gruppen ein, was erlaubt, persönliche Vorlieben zu berücksichtigen. Jeder kann sich nach diesem Schema seine bevorzugten Speisen aussuchen.

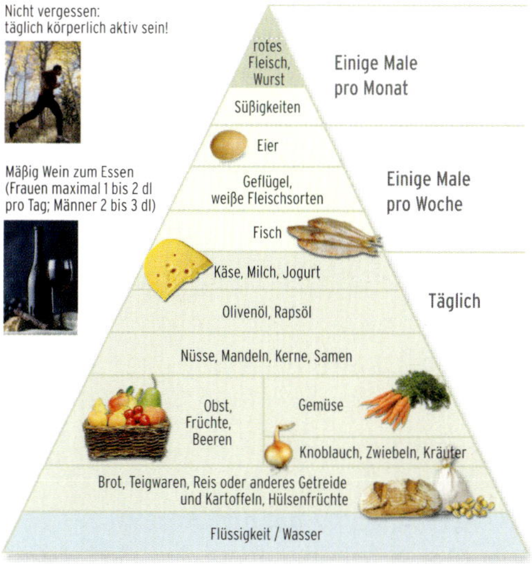


Ernährungspyramide auf Basis mediterraner Kost

adaptiert nach K. Dun Gifford, American Journal of Medicine 2002; Vol 113, p102 S

## Getränke

Es ist wichtig, genügend zu trinken. Empfohlen werden etwa zwei Liter pro Tag. In größeren Mengen sollte man nur ungesüßte oder künstlich gesüßte Getränke, verdünnte Fruchtsäfte oder ungesüßten Tee trinken. Die gesüßten Getränke und Fruchtsäfte enthalten viele Kalorien. Hier können gerade Menschen mit Übergewicht am leichtesten Kalorien einsparen.

**Tiefkühlkost**

Tiefgefrorenes Gemüse enthält unter Umständen mehr Vitamine als das frische Gemüse vom Markt nach ein paar Tagen Lagerung im Kühlschrank.

## Früchte, Gemüse

„Take five!“ Fünf Portionen Obst oder Gemüse pro Tag werden empfohlen. Sie enthalten Vitamine und andere Stoffe, die im Körper Radikale, also körpereigene aggressive Stoffe, unschädlich machen, die sonst Zellbestandteile zerstören. Der hohe Kaliumgehalt von Obst und Gemüse wirkt blutdrucksenkend. Der Gehalt an Faserstoffen ist ebenfalls wichtig, insbesondere für eine gute Verdauung. Einige Gemüsesorten sind stark wasserhaltig und enthalten kaum Kalorien (z.B. Spargel, Gurken, grüne Salate, Tomaten). Andere enthalten viel Stärke. Sie sind ebenfalls gesund, müssen aber als Kalorienquelle mitgerechnet werden (z.B. Bohnen, Erbsen, Karotten, Kürbis).

**Ballaststoffe**

Ballaststoffe sind kein unnötiger Ballast! Die unverdaulichen Kohlenhydrate stammen vor allem aus Vollkornprodukten, Obst und Gemüse. Sie fördern eine gesunde Verdauung, beugen Verstopfung vor und senken das Risiko von Darmkrebs.

## Teigwaren, Reis und Kartoffeln

In Deutschland sind diese Speisen in der Regel unter „Beilagen“ zu finden. In Mittelmeerländern bilden sie oft den Mittelpunkt einer Mahlzeit, Pasta oder Risotto werden von Gemüse oder wenig Fleisch „begleitet". Ein Glaubensstreit ist um das Brot entbrannt. Vollkornbrot ist gesünder, da es mehr Vitamine und Faserstoffe enthält. Zudem wird die Energie aus Vollkornbrot langsamer aus dem Darm aufgenommen, damit steigt der Blutzucker nur allmählich, aber stetig und führt zu einer anhaltenden Sättigung. In Mittelmeerländern ist Weißbrot beliebt. Da gleichzeitig viel Gemüse und Obst gegessen wird, ist die Zufuhr von Ballaststoffen und Vitaminen gesichert.

**Pasta al dente**

Pasta nur knapp gar gekocht führt zu einem langsameren Blutzuckeranstieg als weich gekochte!

## Fisch

Das Risiko eines Herzinfarkts oder Schlaganfalls sinkt um rund die Hälfte, wenn man mindestens einmal wöchentlich Fisch isst. Der Effekt ist auf die gesundheitsfördernden Omega-3-Fettsäuren zurückzuführen. Einen besonders hohen Gehalt findet man in den fettreichen Kaltwasserfischen wie Lachs oder Hering. Aber auch andere Fischsorten sind wertvoll, sie liefern ein hochwerti-

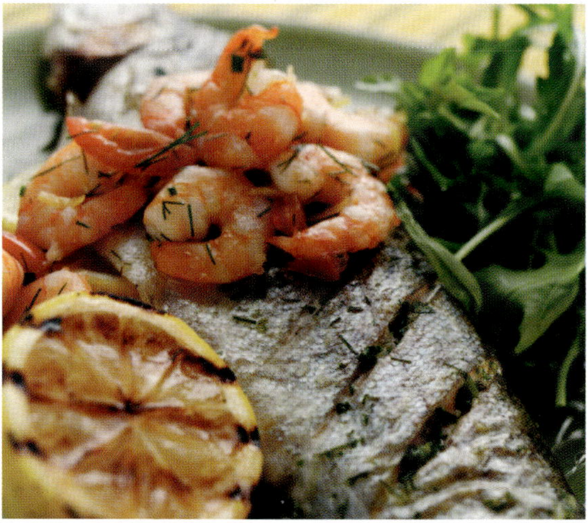

Einmal in der Woche Fisch auf den Tisch

ges Eiweiß. Man sollte die Vorteile des Fischs allerdings nicht durch ungeeignete Zubereitungen wie Panieren oder Frittieren zunichte machen.

## Fleisch

Anders als beim Fisch besteht das Fett im Fleisch aus so genannten gesättigten Fettsäuren. Im Übermaß lassen diese das schlechte Cholesterin im Blut ansteigen und tragen beträchtlich zur Entwicklung der Atherosklerose bei. Der Fleischkonsum ist bei uns in den letzten Jahrzehnten kontinuierlich angestiegen. Der Trend wurde erst vor wenigen Jahren gestoppt. Doch immer noch ist es vielerorts üblich, zu jeder Mahlzeit Fleisch zu essen. Zu viel! Rund ums Mittelmeer kommt auch Fleisch auf den Tisch, aber nicht jeden Tag, und die Portionen sind etwa um ein Drittel kleiner als bei uns. Problematisch sind vor allem die fetten Fleischsorten, zum Beispiel Schwein oder Lamm. Fettarmes Geflügel oder auch Kaninchen sind vom gesundheitlichen Standpunkt her geeigneter.

## Milch

Milch und Milchprodukte sind wichtige Eiweißlieferanten. Sie enthalten ebenfalls reichlich Kalzium, Magne-

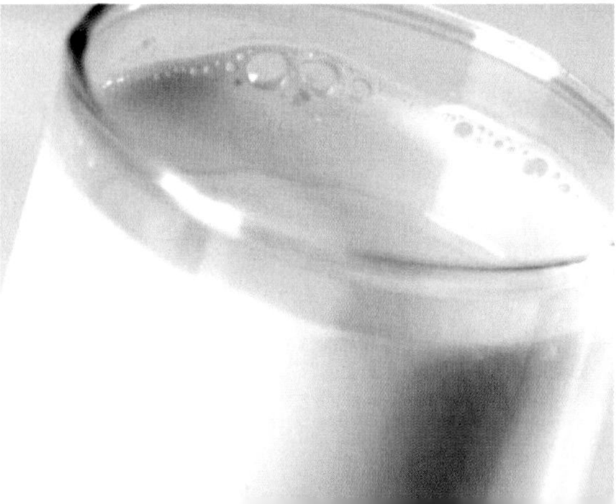

sium und Kalium. Diese wirken günstig auf das Herz. Allerdings sollte man Milchprodukte mit einem geringen Fettgehalt bevorzugen. Eine Sonderstellung nimmt „Bergkäse" ein. Das enthaltene Fett unterscheidet sich in seiner Zusammensetzung sehr stark von industriell produziertem Käse. Bergkäse enthält mehr gesunde Omega-3-Fettsäuren, dafür weniger gesättigte Fettsäuren. Wahrscheinlich hängt es mit der unterschiedlichen Fütterung der Kühe zusammen.

## Soja

Sojaprodukte enthalten reichlich pflanzliches Eiweiß. Sie senken das gefährliche LDL-Cholesterin und andere Blutfette.

## Eier

Eier enthalten Vitamine und wertvolles Eiweiß. Allerdings enthält Eigelb größere Mengen Cholesterin. Gesunde können dieses Überangebot aus der Nahrung regulieren, indem sie den körpereigenen Aufbau des Cholesterins drosseln. Menschen, bei denen bereits ein erhöhter Cholesterinspiegel nachgewiesen wurde, sollten nicht zu viele Eier essen, höchstens zwei bis drei pro

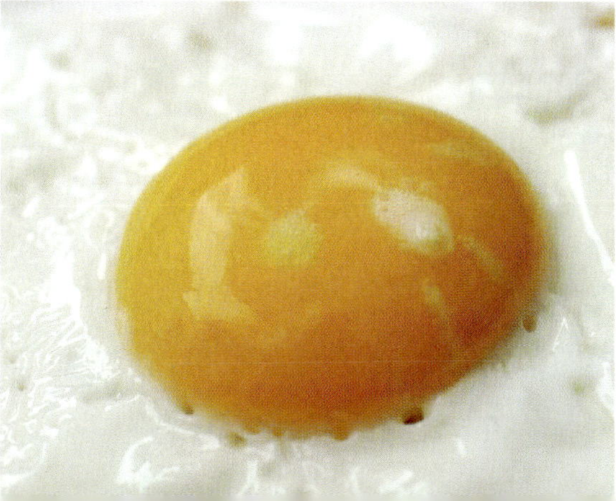

Woche. Inzwischen gibt es Eier, die reichlich gesunde Omega-3-Fettsäuren enthalten. Dies erreicht man durch eine spezielle Fütterung der Hühner.

## Nüsse

Nüsse waren lange Zeit als Kalorienbomben verpönt. Tatsächlich ist ihr Fettgehalt ziemlich hoch. Allerdings haben sie einen hohen Anteil an mehrfach ungesättigten Fettsäuren, auch an den besonders wichtigen Omega-3-Fettsäuren, und einen hohen Gehalt an Vitaminen und Spurenelementen. Regelmäßiger Konsum von Nüssen hat einen schützenden Effekt auf Herz und Gefäße. Eine Handvoll Nüsse (ca. 20 g) pro Tag kann heute durchaus empfohlen werden. Die Kalorien müssen aber berücksichtigt werden.

## Kochsalz

Hoher Salzkonsum lässt den Blutdruck ansteigen. Nicht alle Menschen reagieren in gleichem Ausmaß auf Salz empfindlich. Im Allgemeinen reagieren ältere Menschen,

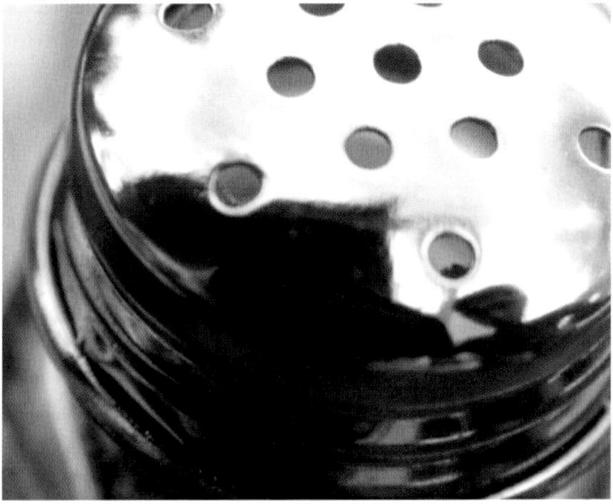

**Natrium und seine Gegenspieler**

Das Natrium aus dem Kochsalz muss durch die Niere wieder ausgeschieden werden. Erleichtert wird dies durch seine Gegenspieler Kalium und Kalzium. Kalium ist vor allem in Früchten und Gemüse, Kalzium in Milchprodukten und einigen Mineralwassern enthalten.

Diabetiker, Übergewichtige und Personen mit schon erhöhtem Blutdruck stärker auf die Salzeinnahme; ihr Blutdruck steigt an. Wir konsumieren durchschnittlich 8 bis 15 Gramm Salz pro Tag. Dies liegt deutlich über der empfohlenen Höchstmenge für Gesunde von 6 g Salz pro Tag. Viel Salz steckt in salzigen Snacks, Fertigprodukten und natürlich im Salzstreuer, überraschenderweise auch in Biskuits und „Gewürzmischungen“! Am besten verzichtet man auf das Nachsalzen am Tisch und ersetzt das Salz wenigstens teilweise durch Kräutermischungen. Bei Fertigprodukten und auch beim Mineralwasser sollte man im Kleingedruckten den Salzgehalt ermitteln!

## Wichtig: das richtige Fett

Bei Übergewicht ist es wichtig, das Fett zu reduzieren, um die nötigen Kalorien überhaupt einsparen zu können. Eine generell fettarme Ernährung allein bietet aber keine wesentliche Risikoreduktion für Herz-Kreislauf-Krankheiten. Wichtig für die Gesundheit ist es, die richtigen Fette zu wählen. Die mediterrane Ernährung ist keineswegs fettarm. Jedoch werden kaum gesättigte Fettsäuren gegessen. Wurst- und Rahmspeisen sind selten. Olivenöl hingegen wird reichlich verwendet. Eine Alternative ist das geschmacksneutrale Rapsöl. Es hat gegenüber dem Olivenöl den Vorteil, dass es nicht nur reichlich monogesättigte Fettsäuren enthält, sondern rund 10 % Omega-3-Fettsäuren. Der Wechsel des Speiseöls ist eine einfache gesundheitsfördernde Maßnahme mit großer Wirkung!

Pflanzliche Fette - nicht alle sind gesund

## Margarine

Die verschiedenen Margarinesorten unterscheiden sich sehr stark voneinander. Sie werden aus ganz unterschiedlichen Ölen hergestellt, die dann auch den gesundheitlichen Wert bestimmen. Margarine kann aus Sonnenblumenöl, Olivenöl oder nicht weiter deklarierten pflanzlichen Ölen bestehen. Im Gegensatz zu früher ist der Gehalt an ungesunden Transfettsäuren heute in der Regel sehr tief. Gewisse Margarineprodukte sind heute mit pflanzlichen Sterolen angereichert, die die Aufnahme des Cholesterins aus dem Darm hemmen und zu einer Senkung des LDL-Cholesterins im Blut führen.

## Frittieren und Braten

Bei starker Erhitzung auch von pflanzlichen Fetten entstehen die so genannten Transfettsäuren. Sie sind vor allem im Frittierfett und in industriell gefertigten Backwaren zu finden. Diese Transfettsäuren fördern die Ablagerungen von Cholesterin in den Gefäßwänden.

## Phyto-Sterole

Sterole sind pflanzliche Stoffe, die im Darm die Aufnahme von Cholesterin hemmen. Sie werden anderen Lebensmitteln zugesetzt, zum Beispiel gewissen Margarinen oder Joghurts. 1 bis 2 Gramm pflanzliche Sterole können das LDL-Cholesterin um bis zu 10 % senken. Der Effekt auf die Blutfette ist nicht bei allen Menschen gleich ausgeprägt.

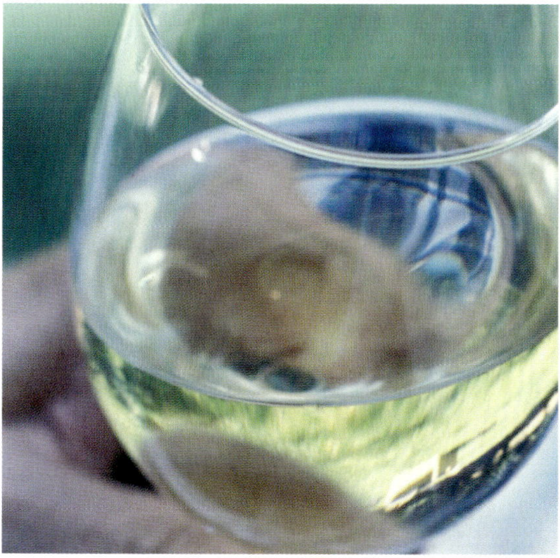

## Alkohol

Alkohol in Maßen, etwa ein bis zwei Gläser Wein täglich, ist nicht gesundheitsschädigend und hat möglicherweise sogar einen Nutzen.

Vielleicht ist nicht der Alkohol allein für den guten Effekt verantwortlich, sondern auch die im Wein enthaltenen Schutzstoffe (Antioxidanzien). Bei höherem Alkoholkonsum schlägt der Nutzen rasch in einen Nachteil um. Das Risiko für Schlaganfall, Leberkrankheiten und Speiseröhrenkrebs steigt. Unfälle bei der Arbeit, im Straßenverkehr und in der Freizeit sind häufiger. Vorsicht ist angebracht, wenn schon einmal Alkoholprobleme vorhanden waren. Für alle empfohlen wird mindestens ein alkoholfreier Tag pro Woche.

Zu bedenken ist, dass Alkohol recht viele Kalorien enthält. Zudem programmiert er den Stoffwechsel des Körpers so, dass weniger Kalorien verbrannt werden.

## Fastfood

Isst man zu schnell - isst man zu viel

Wenn schon Fastfood, sollte man sich zum Essen wenigstens Zeit nehmen. Bis sich ein Sättigungsgefühl einstellt, dauert es einige Minuten. Isst man zu schnell, isst man zu viel. Viele Fastfood-Menüs sind kalorien-, salz- und fettreich, haben kaum Ballaststoffe und sättigen schlecht. Inzwischen ist das Angebot an Fastfood reichhaltiger,

**Gesunde Alternative**

für den schnellen Imbiss: Sushi - nur 250 kcal / 200 g

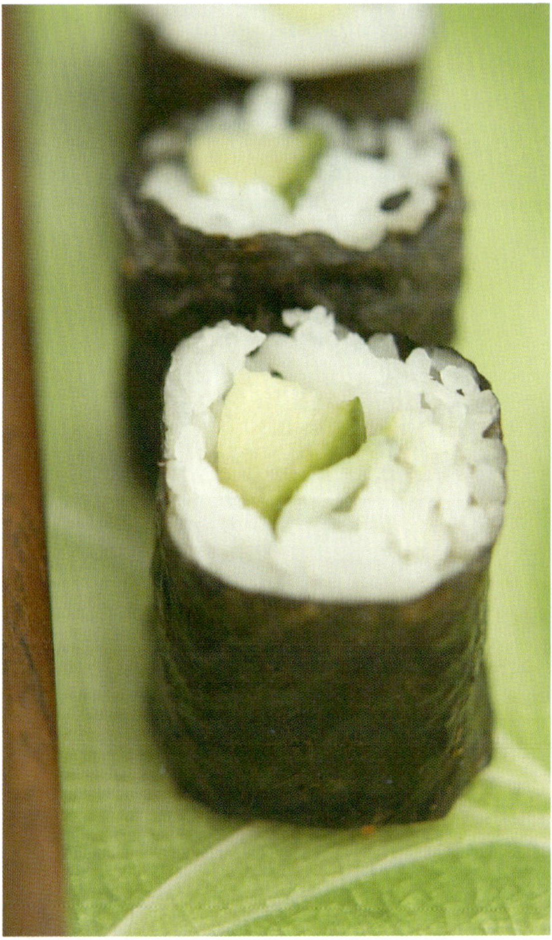

so dass man auch eine vernünftige Wahl treffen kann. Zudem können ja Frühstück und Abendessen etwaige Mängel des Mittagessens ausgleichen. Die fett- und kalorienreichen Hot Dogs oder Würste sollten nur ausnahmsweise auf den Speisezettel. Zwar hat auch ein Döner je nach Fleischart und Sauce unter Umständen einen hohen Fettgehalt; als Haupt- und nicht als Zwischenmahlzeit ist er durchaus akzeptabel. Ein Hamburger mit Salat statt mit Pommes frites ist sicher die bessere Wahl. Ein Schinken- oder Thunfisch-Sandwich wird mit etwas Obst zu einem vollwertigen Menü. „Fastfood" könnte ja auch heißen Salatteller, Joghurt, Banane oder Vollkornbrötchen.

**Die wichtigsten Tipps für Umsteiger**

1. Täglich frische Früchte und Gemüse, besonders günstig Zitrusfrüchte, Kiwi, Tomaten, Karotten, Brokkoli
2. Getreideprodukte, Kartoffeln, Reis werden von Beilagen zum Mittelpunkt des Essens
3. Fisch mindestens einmal wöchentlich
4. Das richtige Fett: Olivenöl und Rapsöl für Salat, Fisch und Nüsse statt tierischer Fette
5. Auf verstecktes Fett in Salatdressings, Süßigkeiten, Wurst, Desserts, Fertiggerichten achten
6. Weniger Salz
7. Genügend trinken, Mineralwasser und nicht-gezuckerte Fruchtsäfte bevorzugen

infokompakt

### So viel Brennstoff braucht „Mann"

Ein erwachsener Mann benötigt pro Tag durchschnittlich

- 2000-2500 kcal bei sitzender Tätigkeit, z.B. Büroarbeit
- 2300-2900 kcal bei teilweise sitzender Tätigkeit, z.B. Laborant, Chauffeur
- 2500-3300 kcal bei gehender und stehender Tätigkeit, z.B. Kellner, Handwerker
- 2800-3600 bei anstrengender körperlicher Arbeit, z.B. Landwirt, Bauarbeiter

### Fastfood-Kalorientabelle

Die Angaben sind ungenau, da sich zwischen den einzelnen Anbietern große Unterschiede ergeben.

| | Kcal | g Fett |
|---|---|---|
| Doppelhamburger mit Käse | 505 | 26 |
| Dönerkebab mit Fleisch* | 615 | 35 |
| Hot Dog | 500 | 60 |
| Pasta mit Käsesauce (quattro Formaggi) | 520 | 24 |
| Sandwich mit Fischburger oder paniertem Fisch | 640 | 38 |
| Brötchen mit Hering und Gurke | 265 | 10 |
| Pizza mit Salami und viel Käse | 340 | 20 |
| Gemüsepizza | 199 | 7 |
| Baguette mit Schinken, Tomate und Salat | 328 | 31 |
| Sushi 200 g | 250 | 3 |
| Milchshake 240 g | 290 | 8 |
| Pommes frites 100 g | 290 | 15 |
| Cola 3 dl | 168 | 0 |
| Frühlingsrolle 150 g | 411 | 17 |

* je nach Fleisch und Sauce

| Schnelle Kohlenhydrate | Mäßig schnelle Kohlenhydrate | Langsame Kohlenhydrate |
|---|---|---|
| Weißbrot | Spaghetti weich gekocht (langsam, wenn al dente) | Vollkornbrot |
| Honig | Fruchtjoghurt | Äpfel |
| Softdrinks | Karotten | Joghurt ungesüßt/künstlich gesüßt |
| Pommes frites | Reis | Milch |
| Cornflakes | Orange | |
| Fruchtsäfte | | |

**Welches Öl, welches Fett?**

Pflanzliche Fette weisen massive Unterschiede auf. Pflanzlich heißt nicht unbedingt gesund. Auch in pflanzlichen Fetten können reichlich ungesunde gesättigte Fettsäuren enthalten sein, wie beispielsweise im Kokosfett.

Einen günstigen Effekt haben die einfach ungesättigten Fettsäuren. Sie sind vor allem in Olivenöl und Rapsöl enthalten. Hochungesättigte Fettsäuren gibt es in zwei Varianten, die Omega-6-Fettsäuren und die Omega-3-Fettsäuren. Obwohl sich beide chemisch nur gering unterscheiden, haben sie ganz unterschiedliche Effekte auf den Körper. Der große Nutzen der Omega-3-Fettsäuren auf die Gefäße ist heute belegt.

Omega-6-Fettsäuren benötigen wir zwar in geringen Mengen für das Gehirn, doch zu viel ist ungesund, im Übermaß fördert es die Atherosklerose. Wichtig ist das Verhältnis zwischen Omega-6-Fettsäuren und Omega-3-Fettsäuren, idealerweise ist es kleiner als 5:1. Dieser Wert wird in Deutschland häufig überschritten. Denn es wird viel Sonnenblumenöl und Margarine konsumiert, die reichlich Omega-6-Fettsäuren enthalten. Doch man sollte diese Fette nicht in zu hohen Mengen verwenden, sondern besser durch Oliven- oder Rapsöl ersetzen. Die gesunden Omega-3-Fettsäuren sind auch in Leinöl und Nüssen enthalten.

Eine andere besonders gute Quelle für dieses gesunde Fett ist Fisch.

**Omega-6-Fettsäuren:**
Sonnenblumenöl, Distelöl
Sojaöl, Maiskeimöl

**Omega-3-Fettsäuren:**
Leinöl, Rapsöl, Nussöl

# Die besten Jahre: Mit Kraft dabei

- Haben Männer Wechseljahre?
- Sexualität: aktiv nach Lust und Laune
- Vergrößerte Prostata
- Prostatakrebs

4

# Die besten Jahre: Mit Kraft dabei

## Haben Männer Wechseljahre?

Hormonabfall auch beim Mann

Charly Chaplin und Pablo Picasso haben es bewiesen. Männer können noch in späten Jahren Vater werden. Beim Mann werden bis ins hohe Alter Sexualhormone gebildet, und auch die Spermienproduktion bleibt erhalten. Anders die Frau, sie erlebt mit etwa 50 Jahren in der Menopause einen abrupten Abfall der Sexualhormone mit Verlust der Fortpflanzungsfähigkeit.
Doch auch beim Mann kommt es nach dem 50. Lebensjahr zu hormonellen Veränderungen. Über die Jahre sinkt das männliche Sexualhormon Testosteron um ca. 2 % pro Jahr, das Ausmaß ist von Mann zu Mann sehr unterschiedlich. Ein gewisser Rückgang ist normal, ein verfrühter oder sehr ausgeprägter Mangel an Sexualhormonen gilt als Krankheit. Die wichtigsten Anzeichen

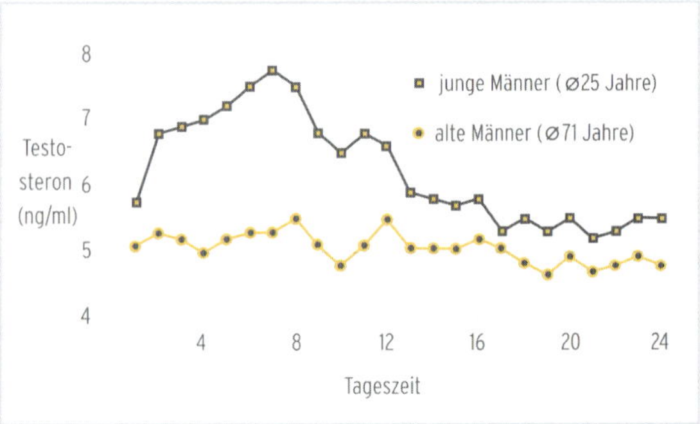


Tageszeitliche Schwankungen des Testosterons

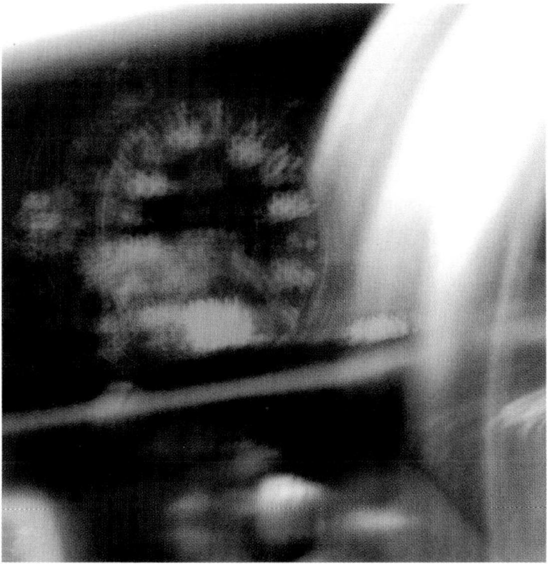

sind Müdigkeit, allgemeine Schwäche, Muskelschwund, geringere Libido (sexuelle Lust), Abnahme der Konzentration und des Antriebs sowie verminderte Vitalität. Die Lebensqualität ist stark eingeschränkt. Anders als häufig angenommen, ist der Hormonmangel selten die Ursache einer Erektionsstörung.

Bei einem Mangel kann fehlendes Testosteron ersetzt werden, sei es als Tablette, Spritze oder neuerdings als Gel. Der Hormonersatz kann die Muskelmasse verbessern, den Knochen stärken, die Libido steigern und das allgemeine Wohlbefinden fördern. Die Betroffenen fühlen sich wieder vitaler und gesund.

Schön wäre es, man könnte auch bei Männern mit normalen Testosteronspiegeln durch zusätzliche Hormongabe die Knochen und Muskeln noch ein bisschen stärken und dabei die Libido und Vitalität verbessern. Doch es ist ein Unterschied, ob man einen Hormon-

# wege zu sich selbst

Setzen Sie sich im Schneidersitz auf den Boden. Versuchen Sie Rücken, Schultern und Nacken locker und gerade zu halten.

Heben Sie Ihre gestreckten Arme langsam über den Kopf nach oben, als wollten Sie in die Hände schlagen. Atmen Sie dabei ein. Drücken Sie Ihre Handflächen zusammen und strecken Sie sich 5 Sekunden nach oben. Führen Sie dann die Arme langsam wieder nach unten. Wiederholen Sie die Übung dreimal.

Für die horizontale Dehnung strecken Sie Ihre Arme nach dem gleichen Prinzip weit nach vorne, drücken Sie das Kinn dabei nach unten. Drücken Sie Ihre Handflächen zusammen, bleiben Sie 5 Sekunden in der Position. Wiederholen Sie die Übung dreimal.

Fühlen Sie, wie sich Ihr Oberkörper gedehnt und entspannt hat und Körper und Geist sich öffnen konnten!

4

mangel ausgleicht und damit eine Hormonkonzentration im mittleren Bereich erzielt oder ob die Hormone als „Lifestyle-Droge“ genommen werden und der Hormonspiegel in den hochnormalen oder gar überhöhten Bereich klettert.

Vorsicht ist am Platz. Vor einer etwaigen Hormontherapie sollte man sich unbedingt einer gründlichen Untersuchung bei einem Arzt unterziehen und auch während der Therapie sollten Kontrollen durchgeführt werden. Auf jeden Fall muss ein Prostatakrebs ausgeschlossen werden. Testosteron löst nicht unbedingt den Prostatakrebs aus, kann jedoch das Wachstum eines bereits vorhandenen, bisher stummen Krebses stark anregen.

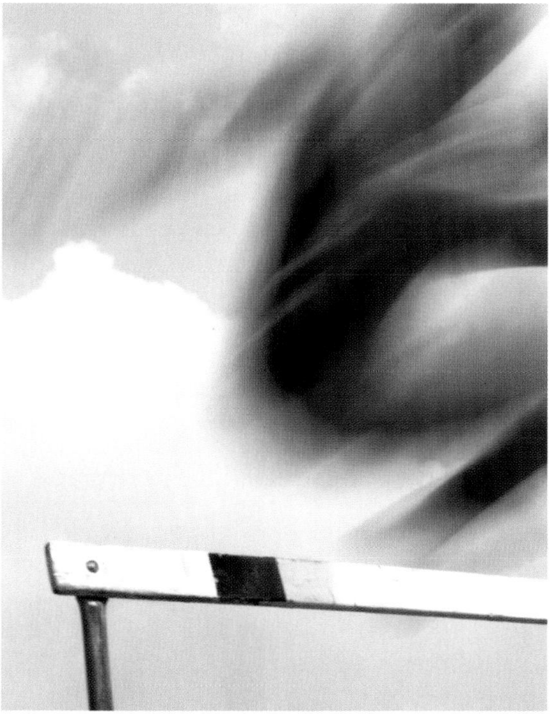

### Lebenssaft Testosteron

Beim jungen Mann findet sich eine typische Schwankung des Testosterons über den Tag, mit dem höchsten Wert am Morgen. Die Schwankungen verlieren sich weitgehend mit dem Alter.

Nur 2 % des Testosterons im Blut sind biologisch aktiv, der Rest ist an Eiweiß gebunden und inaktiv. Mit dem Alter nehmen die testosteronbindenden Eiweiße zu und senken damit den aktiven Testosteronanteil.

### Leiden Sie unter Testosteronmangel?

1. Hat Ihre Libido abgenommen?
2. Fühlen Sie sich energielos?
3. Bemerken Sie eine Abnahme der Muskelkraft und/oder Ausdauer?
4. Sind Sie kleiner geworden?
5. Haben Sie weniger Lebensfreude als früher?
6. Sind Sie oft traurig?
7. Haben Ihre Erektionen abgenommen?
8. Hat in letzter Zeit Ihre sportliche Leistung abgenommen?
9. Schlafen Sie nach dem Essen sofort ein?
10. Hat sich Ihre Arbeitsleistung verschlechtert?

**Auswertung:**
Verdacht auf Testosteronmangel, wenn Frage 1 und/oder 7 und/oder drei andere Fragen mit JA beantwortet werden. Nicht jeder Mann, der längere Zeit an Müdigkeit und Schwäche leidet, hat einen Hormonmangel. Die genannten Symptome kommen auch bei vielen anderen Krankheiten, beispielsweise einer Depression, vor. Für die Diagnose „Hormonmangel" genügt die Beantwortung der Fragen allein nicht, es müssen erniedrigte Hormonspiegel im Labor nachgewiesen werden.

# Sexualität: aktiv nach Lust und Laune

In jungen Jahren macht sich wohl kaum ein Mann Gedanken darüber, dass sich die Sexualität über die Jahre verändern könnte. Sie wird als selbstverständlich und unveränderlich hingenommen.
Obwohl wir in einer vermeintlich aufgeklärten Zeit leben, haben wir eine zwiespältige Einstellung zum Sex jenseits der „besten Jahre“. Einerseits suggerieren Medien und Werbung, dass sexuelle „Leistungsfähigkeit“ bis ins hohe Alter normal und zwingend sei, andererseits ist Sex im Alter tabu. Erst langsam bemüht man sich, dieses Thema unverkrampfter anzugehen.

## Was passiert, wenn „Mann“ in die Jahre kommt?

Ganz langsam und allmählich treten Veränderungen auf, die von den meisten Männer in ähnlicher Weise erlebt werden. Eine gewisse Abnahme der Libido, der sexuellen Lust, ist normal. Während ein junger Mann in gewissen Phasen fast ununterbrochen an Sex denkt, wird beim reifen Mann die Lust durch sexuelle Stimulierungen ausgelöst, wie zum Beispiel beim Betrachten einer Fotografie mit erotischem Inhalt oder beim Anblick einer attraktiven Frau.
Auch die körperliche sexuelle Reaktion ist Änderungen unterworfen. Die Erregungsphase ist verlängert und die Erektion wird später erreicht. Oft braucht es auch stärkere sexuelle oder mechanische Reize für die Auslösung und Erhaltung einer Erektion. Diese kann im Alter auch nicht gleich lange aufrechterhalten werden. Während beim jungen Mann eine erneute Erektion im Abstand

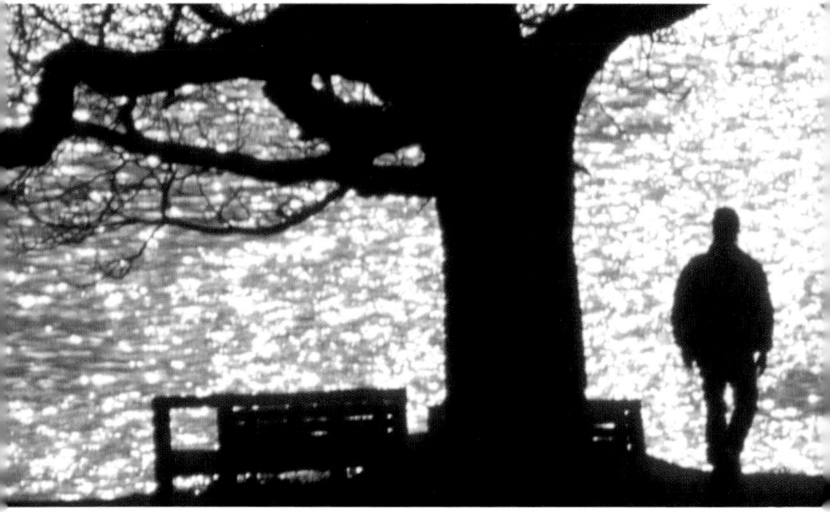

von wenigen Minuten möglich sein kann, verlängert sich die benötigte Erholungsphase mit dem Alter. Dass erst eine halbe Stunde, im Lauf des Lebens vielleicht auch mehrere Stunden zwischen zwei Erektionen verstreichen, ist normal und kein Zeichen einer Erektionsstörung.

Beim Samenerguss (Ejakulation) verbessert sich meist mit den Jahren die Kontrolle. Aber es kann auch das Gegenteil eintreten, der Samenerguss erfolgt viel zu rasch und die Erektion fällt danach zusammen. Die Menge der ausgestoßenen Samenflüssigkeit nimmt ab. Auch die Kraft des Samenausstoßes lässt nach; viele älter werdende Männer vermissen den kraftvollen, lustbetonten Ausstoß des Ejakulats, auch wenn das Orgasmusgefühl erhalten bleibt.

Diese Veränderungen sind von Mann zu Mann unterschiedlich ausgeprägt und hängen von verschiedenen Umständen ab, zum Beispiel auch davon, ob eine Partnerschaft harmonisch oder problembeladen ist, ob be-

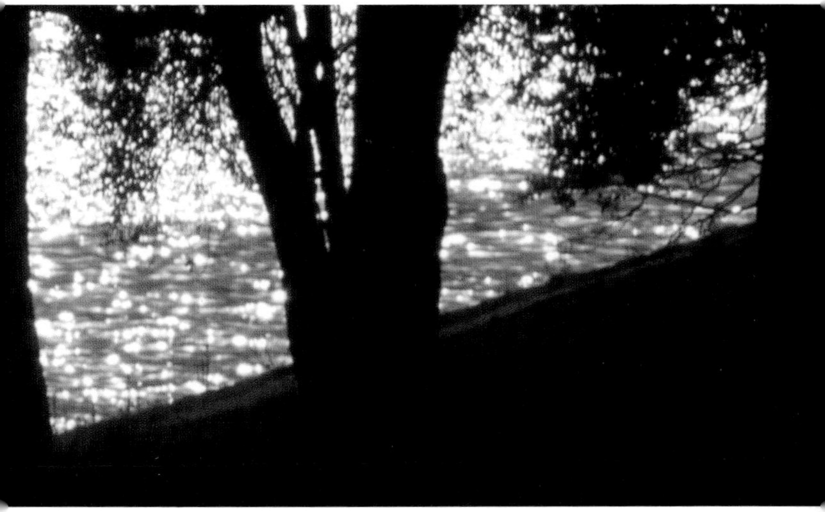

rufliche Belastungen bestehen oder finanzielle Sorgen drücken.
Häufig sind es solche an und für sich „normalen" Veränderungen, die den Mann zum Urologen führen. Der Mann erlebt die Diskrepanz zwischen der Realität und der Vorstellung, dass die Sexualität bleibt, wie sie im Alter von 20 Jahren war. Doch diese Veränderungen sind normal und beruhen nicht auf krankhaften Vorgängen.

## Erektionsstörungen – was tun?

Fast jeder Mann „versagt" ab und zu und erlebt die Situation, dass es trotz sexueller Lust zu keiner Erektion kommt. Meistens handelt es sich um Ereignisse, die durch bestimmte Umstände wie übermäßigen Alkoholgenuss oder Stress bedingt sind. Bei einer verständnisvollen Partnerin ist diese Episode rasch vergessen.
Wiederholte Erektionsprobleme können aber eine belastende Erfahrung sein. Das Selbstbewusstsein wird in

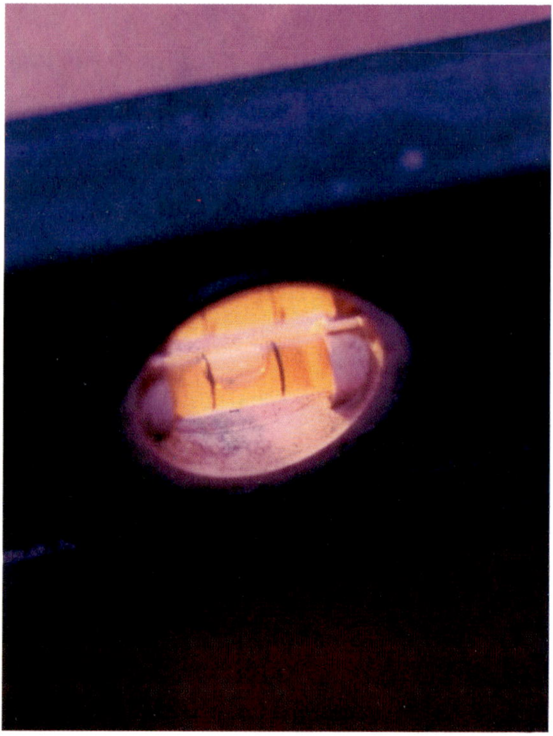

Mitleidenschaft gezogen. Die Angst vor weiterem Versagen erhöht den Stress, der sich dann wieder nachteilig auf die Erektion auswirkt: ein Teufelskreis. Beim Stress ist die Adrenalinausschüttung erhöht, und Adrenalin ist ein eigentlicher „Erektionskiller".

Doch nicht Dauerstress in Beruf oder Partnerschaft ist die häufigste Ursache einer dauerhaften Erektionsstörung. In rund 90 % der Fälle lassen sich organische Ursachen finden. Es kann allerdings nicht immer scharf zwischen psychischer und organischer Ursache getrennt werden. Jede Erektionsstörung hat Auswirkungen auf die Psyche – und umgekehrt.

## Der Arzt kann helfen

Dauerhafte Erektionsprobleme sollten immer ärztlich abgeklärt werden. Denn dahinter kann sich auch eine ernste, körperliche Krankheit verbergen. Vor allem die Atherosklerose (Arterienverkalkung) führt häufig zu einer Erektionsstörung. Die gleichen Gefäßveränderungen, die für den Herzinfarkt verantwortlich sind, können sich Jahre vorher als Erektionsstörung manifestieren. Möglicherweise zeigt sich der Gefäßschaden an den feinen Arterien des Penis einfach früher als an den dickeren Arterien des Herzens. So ist es nicht erstaunlich, dass alle Risikofaktoren, die zu einem Herzinfarkt führen, wie Rauchen, hoher Blutdruck und erhöhte Blutfette auch häufig bei einer Erektionsstörung zu finden sind.

Rund 60 % aller Männer mit Erektionsstörungen sind Raucher. Vielleicht würde der Hinweis auf eine drohende Erektionsstörung auf der Zigarettenpackung mehr Raucher von ihrer Nikotinsucht abschrecken! Solange die Gefäße nicht unwiderruflich geschädigt sind, kann ein Rauchstopp die Erektionsfähigkeit wieder verbessern.

Besonders gefährdet hinsichtlich Erektionsstörungen sind auch Zuckerkranke. Der Diabetes greift nicht nur die Gefäße an, er zieht auch häufig die Nerven in Mitleidenschaft. Gelegentlich wird eine Zuckerkrankheit erst entdeckt, wenn der Patient wegen der Erektionsstörung den Arzt aufsucht. Selten wird bei der Abklärung einer Erektionsstörung auch ein Prostatakrebs entdeckt.

Der Arzt wird häufig mit dem Problem der Erektionsstörung konfrontiert. Er wird einerseits nach einer Krankheit suchen, die die Erektionsstörung verursacht. Aber er kann auch eine wirksame Behandlung der Erektionsstörung einleiten. Heute stehen dazu verschiedene Medikamente und andere Maßnahmen zur Verfügung, die den betroffenen Männern zu einer befriedigenderen Sexualität verhelfen. Dennoch scheuen sich immer noch viele Männer, ärztliche Hilfe zu suchen.

## Alkohol und Sex

In geringen Mengen stimuliert Alkohol die Libido, Hemmungen werden abgebaut. Stress und Alltagssorgen treten in den Hintergrund. So werden die Voraussetzungen für den Aufbau einer angeregten erotischen Stimmung geschaffen. Doch schon etwas zu viel Alkohol erschwert die Erektion und Ejakulation. Andauernder übermäßiger Alkoholkonsum verschlechtert die Erektionsfähigkeit langfristig in starkem Ausmaß.

## Libido und Erektion

Zwischen Lust auf Sex und dem Testosteronspiegel im Blut besteht zwar ein gewisser Zusammenhang, jedoch gibt es weitere wichtige Faktoren: Stress, psychische Belastungen oder auch eine Depression können die Libido vermindern. Libidoverlust muss andererseits nicht mit einer Erektionsstörung gekoppelt sein. Auch bei verminderter Libido kann die Erektionsfähigkeit erhalten bleiben.

## Die Erektion

Der Erektionsvorgang ist abhängig von der Funktion der Nerven- und Muskelzellen, die den Blutfluss im Penis regeln. Zuerst kommt es zu einer deutlichen Erhöhung der Blutzufuhr in den Penis und so zu einer Größenzunahme, für die vollständige Härte ist eine Drosselung des venösen Abflusses notwendig. Medikamente, die auf die Gefäßmuskulatur wirken und die Penisdurchblutung regulieren, unterstützen die Erektion. Sie können vom Arzt verschrieben werden.

### Wichtige Ursachen der Erektionsstörungen

- Rauchen
- Diabetes
- hoher Blutdruck
- Alkohol und andere Drogen
- Medikamente, z.B. bestimmte Blutdrucksenker*
- Nervenschädigungen (Rückenmark, Multiple Sklerose, Prostatakrebs, Operation im kleinen Becken)

* Die Medikamente sollten nicht ohne Rücksprache mit dem Arzt abgesetzt werden, sondern mit ihm ein Wechsel der Therapie bzw. eine erektionsstimulierende Therapie diskutiert werden.

## Die Jahre sind kein Hindernis

Männer wie Frauen können bis ins hohe Lebensalter sexuelle Gefühle empfinden und auch ausleben. Etwa 90 % der über 60-jährigen Männer berichten, noch sexuell aktiv zu sein. Bei den über 80-jährigen sind es immer noch rund 60 %. Männer in festen Partnerschaften sind sexuell deutlich aktiver als allein lebende.

# Vergrößerte Prostata

Fast jeden Mann trifft es früher oder später. Mit 60 Jahren hat etwa die Hälfte der Männer eine Prostatavergrößerung, jeder vierte Mann muss wegen Problemen beim Wasserlassen behandelt werden. Der Strahl ist nicht mehr so stark, das Wasserlösen setzt verzögert ein und manchmal kann auch die Blase nicht vollständig entleert werden oder am Schluss träufelt noch Harn nach. Tags sowie nachts besteht Harndrang und immer häufiger muss die Toilette aufgesucht werden. Dies kann die Betroffenen in arge Bedrängnis bringen, besonders während Sitzungen, öffentlichen Veranstaltungen oder Reisen.
Die Ursache der Prostatavergrößerung ist unbekannt. Man vermutet hormonelle Veränderungen, die das Organ wachsen lassen. Da die Prostata in eine feste bindegewebige Kapsel eingeschloßen ist, kann sie sich nur wenig ausdehnen und drückt dann nach innen auf die

**Warum wächst die Prostata?**

Das Wachstum der Prostata im Verlauf des Lebens gehört zum Älterwerden wie graue Haare. Verschiedene Faktoren führen zu der Vergrößerung der Prostata, die Bedeutung der einzelnen Faktoren ist noch nicht sicher geklärt.

Der Mann produziert während seines gesamten Lebens sowohl das männliche Hormon Testosteron als auch das weibliche Hormon Östrogen. Nach dem 40. Lebensjahr kommt es zu einer Veränderung des männlichen Hormonstoffwechsels. Das Testosteron nimmt in der Konzentration ab, damit entsteht ein Ungleichgewicht. Möglicherweise stimuliert Östrogen das Wachstum der Prostata. Ein Abkömmling des Testosterons, das Dihydrotestosteron (DHT) scheint das Wachstum der Prostata ebenfalls zu stimulieren. Sinkt die Konzentration des DHT, schwächt sich das Wachstum der Prostata ab. Die Umwandlung von Testosteron zu Dihydrotestosteron kann heute medikamentös gehemmt werden.

Harnröhre. Die Blase muss nun den Urin gegen vermehrten Widerstand auspressen. Dadurch kommt es zu einer Abnahme des Harnstrahles, aber auch zu einer Verdickung der Blasenmuskulatur. Die verdickte Blasenmuskulatur wird leichter irritierbar und zieht sich auch bei unpassenden Gelegenheiten zusammen, was zu einem verstärkten Harndrang führt.
Das Ausmaß der Prostatavergrößerung bestimmt nicht allein das Ausmaß der Beschwerden. Es kommt auch darauf an, ob die Prostata mehr nach außen oder innen wächst. Auch wenn gutartige Prostatavergrößerung und Prostatakrebs ähnliche Symptome hervorrufen können, sind sie voneinander unabhängige Krankheiten und haben keine gemeinsame Ursache.
Sind die Symptome gering, warten viele Männer ab. Meist gehen sie erst zum Arzt, wenn ein zwanghafter und häufiger Harndrang, ein verzögerter Beginn der Blasenentleerung, Schmerzen im Unterbauch, Brennen beim Wasserlassen oder eine Störung der Erektion auftritt. Zu empfehlen ist ein Arztbesuch, wenn man in seinen alltäglichen Verrichtungen gestört ist.

## Bei welchen Beschwerden zum Arzt?

- starke Abnahme des Harnstrahles
- häufiges Wasserlösen in kleinen Portionen
- mehrfaches nächtliches Aufstehen
- plötzlicher nicht unterdrückbarer Harndrang
- Brennen beim Wasserlösen
- unwillkürlicher Harnverlust
- Blut im Urin

Man sollte nicht warten, bis es zu einem akuten Harnverhalten kommt, also dass das Wasserlassen gar nicht mehr geht. Dieses kann ganz unerwartet auftreten. Mögliche

Auslöser sind frei verkäufliche Medikamente gegen Erkältung oder Allergien, auch Alkohol oder Kälte. Um das Harnverhalten zu beheben, führt der Arzt einen Katheter (ein flexibles Kunststoffröhrchen) ein, was den Abfluss des Urins ermöglicht.

## Untersuchung der Prostata

Bei Beschwerden beim Wasserlösen oder aber auch bei einer Routineuntersuchung tastet der Arzt die Prostata ab. Diese Untersuchung ist nicht schmerzhaft.
Die Größe, Oberflächenbeschaffenheit und eventuelle Schmerzhaftigkeit der Prostata gibt Hinweise, ob eine gutartige Vergrößerung oder ein Prostatakrebs vorliegt. Diese Untersuchung allein ist jedoch nicht ausreichend. Weitere Informationen erhält man durch die Bestimmung des PSA im Blut (s. Seite 94).

## Medikamente bei Prostatavergrößerung

Bei der Prostatavergrößerung gibt es verschiedene Therapiemöglichkeiten. Sind die Beschwerden gering und hat der Arzt eine andere Erkrankung ausgeschlossen, kann mit einer Behandlung gewartet werden, eine regelmäßige Kontrolle ist aber notwendig: „abwarten und beobachten", auf Englisch: „wait and watch". Bei etwa einem Drittel der Patienten mit milden Symptomen verschwinden diese wieder.
Bei leichten Beschwerden sind heute auch pflanzliche Heilmittel recht beliebt wie z.B. Präparate aus Kürbiskernen. Sie haben geringe Nebenwirkungen, aber leider sind sie nicht immer ausreichend wirksam.
Sind stärkere Symptome vorhanden, kommen in der Regel so genannte Alphablocker zum Einsatz. Diese Medikamente lassen die glatte Muskulatur der Prostata

und des Harnblasenausgangs erschlaffen. Der Urinfluss und damit die Blasenentleerung wird erleichtert. Diese Medikamente bringen meist eine rasche Linderung, beeinflussen aber die Größe der Prostata nicht.
Finasterid und Dutasterid hingegen beeinflussen direkt die Prostatagröße. Sie blockieren die Umwandlung von Testosteron in das Hormon Dehydrotestosteron (DHT), das für das Wachstum der Prostata verantwortlich ist. Diese Therapie wird vor allem bei stark vergrößerter Prostata eingesetzt. Bis unter dieser Therapie die Prostatagröße schrumpft, erfordert es meist einige Monate Geduld.

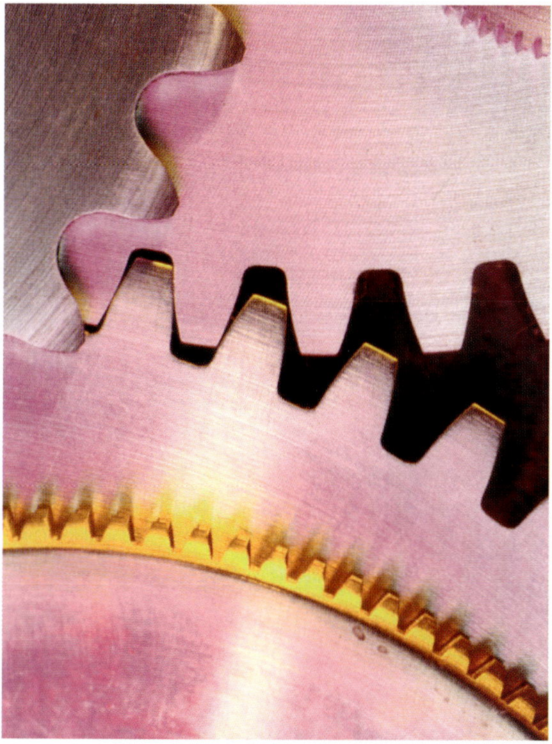

Das Ausmaß der Symptome ist nicht direkt abhängig von der Größe der Prostata. Entscheidend ist auch, an welcher Stelle die Prostata am stärksten wächst. Auch eine nur wenig vergrößerte Prostata kann die Harnröhre stark einengen. Der Arzt wird also entscheiden, welche der beiden medikamentösen Therapien, eventuell sogar eine Kombination, am sinnvollsten ist.

### Wann wird operiert?

Manchmal ist eine Operation nicht zu umgehen. Bei etwa 90 % aller gutartigen Prostataoperationen kommt die so genannte transurethrale Prostataresektion zum Zug. Sie gilt als die Standardoperation. Die Verfahren haben sich in den letzten Jahren verfeinert. Mit Hilfe einer Harnröhrenspiegelung wird einengendes Prostatagewebe rund um die Harnröhre entfernt und damit die Abflussbehinderung des Urins beseitigt.
Für die Operation durch die Harnröhre ist eine Rückenmarks-Anästhesie oder Vollnarkose notwendig. Der Patient muss meist für 5 bis 7 Tage im Krankenhaus bleiben. Bei einer sehr stark vergrößerten Prostata muss die Operation durch die Bauchdecke erfolgen, in diesem Fall ist der Klinikaufenthalt um einige Tage länger.
Da die Prostata nur ausgeschält und nicht vollständig entfernt wird, verhindert die Prostataoperation durch die Harnröhre nicht die spätere Entstehung eines Prostatakarzinoms.

### Alternative Operationsverfahren

Weitere Operationstechniken wie Mikrowellentherapie, Laseroperation oder Nadelablation sind in Erprobung. Möglicherweise kommt es dabei zu einem etwas geringeren Blutverlust und damit zu einer schnelleren Erholung des Patienten. Ob diese Operationstechniken genauso gut und langfristig wirksam sind wie die Standardoperation, konnte noch nicht gezeigt werden. Sie bleiben deshalb ausgewählten Patienten vorbehalten.

## Operation und Sexualität

Viele Männer befürchten, dass die sexuellen Funktionen nach einer Prostataoperation Schaden nehmen. Doch nur wenige Prozent der Patienten erleiden eine bleibende, nicht behandelbare Erektionsstörung. War die Erektionsfähigkeit schon vor der Operation gestört, kann nicht damit gerechnet werden, dass sie sich durch die Operation erholt.

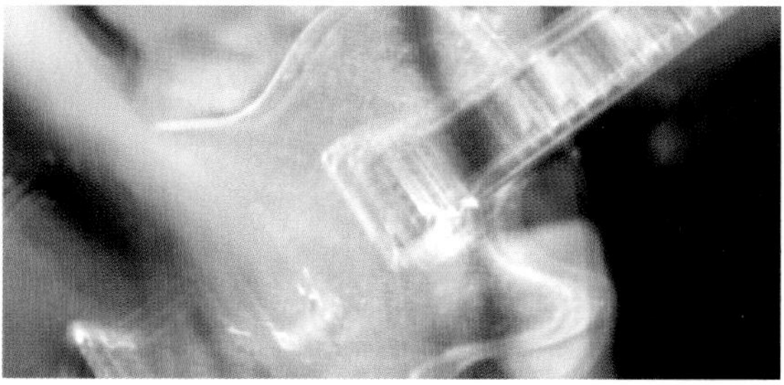

Die Patienten erleben auch nach der Operation einen Orgasmus. Viele müssen sich allerdings zuerst daran gewöhnen, dass der Samenausstoß rückwärts erfolgt. Normalerweise verhindert ein Muskel am Blasenboden den Weg des Samens in die Blase. Musste bei der Operation der Blasenausgang erweitert werden, um den Urinfluss zu erleichtern, ist während des Orgasmus weniger Widerstand vorhanden, statt nach außen wird die Samenflüssigkeit nun in die Blase gespritzt. Dies ist nicht schädlich, die Samenflüssigkeit wird mit dem nächsten Urinfluss ausgeschieden. Die Fruchtbarkeit geht aber verloren.

**Leiden Sie an Prostatavergrößerung?**

**Die Angaben beziehen sich auf die letzten 4 Wochen. Bitte ankreuzen!**

| | | | | | | |
|---|---|---|---|---|---|---|
| 1. Wie oft hatten Sie das Gefühl, dass Ihre Blase nach dem Wasserlassen nicht ganz entleert war? | 0 | 1 | 2 | 3 | 4 | 5 |
| 2. Wie oft mussten Sie innerhalb von zwei Stunden ein zweites Mal Wasser lassen? | 0 | 1 | 2 | 3 | 4 | 5 |
| 3. Wie oft mussten Sie beim Wasserlassen mehrmals aufhören und wieder neu beginnen (Harnstottern)? | 0 | 1 | 2 | 3 | 4 | 5 |
| 4. Wie oft hatten Sie Schwierigkeiten, das Wasserlassen hinauszuzögern? | 0 | 1 | 2 | 3 | 4 | 5 |
| 5. Wie oft hatten Sie einen schwachen Harnstrahl? | 0 | 1 | 2 | 3 | 4 | 5 |
| 6. Wie oft mussten Sie pressen oder sich anstrengen, um mit dem Wasserlassen zu beginnen? | 0 | 1 | 2 | 3 | 4 | 5 |
| 7. Wie oft sind Sie im Durchschnitt nachts aufgestanden, um Wasser zu lassen? (Zeitraum vom Zubettgehen bis zum Aufstehen am Morgen) | nie | 1 x | 2 x | 3 x | 4 x | 5 x oder mehr |

0 = nie
1 = seltener als in einem von fünf Fällen
2 = seltener als in der Hälfte aller Fälle
3 = ungefähr in der Hälfte aller Fälle
4 = in mehr als der Hälfte aller Fälle
5 = fast immer

**Zählen Sie die Punkte zusammen!**
1-7: leichtgradig symptomatisch,
8-19: mittelgradig symptomatisch,
20-35: hochgradig symptomatisch

Diese Tabelle kann einen Hinweis auf eine Prostatavergrößerung geben. Besprechen Sie die Symptome auf jeden Fall mit Ihrem Hausarzt.

## Die Prostata

Die Prostata, ein kastaniengroßes Organ unterhalb der Blase, umschließt die Harnröhre und die Einmündungsstelle der Samenleiter. Sie besteht aus zwei Drüsenlappen und ist von einer festen Kapsel aus Bindegewebe umschlossen. Die Prostata hat zwei Aufgaben:

- Sie hilft bei der Kontrolle des Urinflusses.
- Zudem produziert sie ein klares, weißliches Sekret, welches den Hauptbestandteil des Samenergusses ausmacht und ein wichtiges Transportmedium für die Spermien ist.

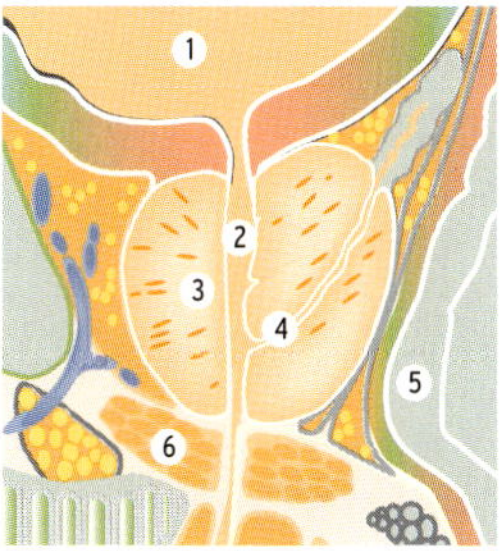


1 Harnblase
2 Harnröhre
3 Prostata
4 Samenleiter
5 Enddarm
6 Beckenboden

## Die Untersuchung der Prostata

Der Arzt führt einen Finger mit Handschuh und Gleitmittel in den After ein und tastet durch den Enddarm die darunter liegende Prostata ab, um deren Größe, Beschaffenheit und Schmerzhaftigkeit zu beurteilen.

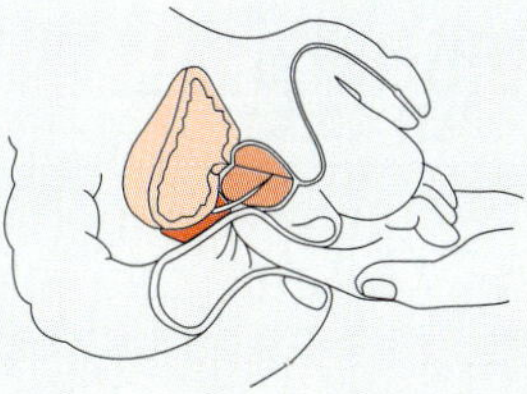

### Transurethrale Resektion der Prostata

Durch die Harnröhre wird ein Instrument, das Resektoskop, eingebracht. Mittels einer elektrischen Schlinge wird Gewebe entfernt, das die Harnröhre einengt. Stück für Stück wird das abgeschnittene Material durch Flüssigkeit in die Blase gespült und am Ende der Operation von dort entfernt.

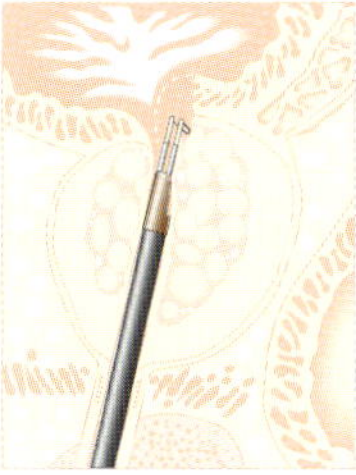

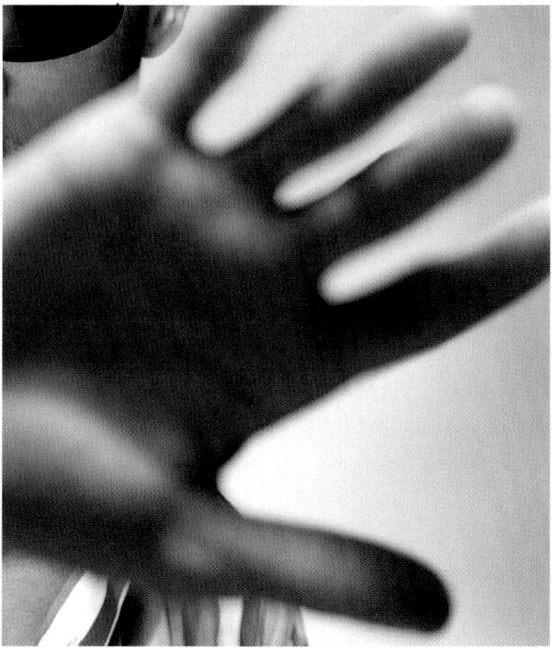

## Prostatakrebs

Der Prostatakrebs ist der häufigste bösartige Tumor des Mannes und die zweithäufigste Krebs-Todesart von Männern in westlichen Ländern. Vor dem 40. Lebensjahr tritt er selten auf, nach dem 50. Lebensjahr nimmt das Risiko stetig zu. In industrialisierten Ländern, so auch in Deutschland, kommt Prostatakrebs viel häufiger vor als in asiatischen oder afrikanischen Ländern. Die Ursachen sind nicht ganz klar, möglicherweise spielt die relativ fettreiche Ernährung bei uns eine Rolle.
Es gibt keine für Prostatakrebs typischen Frühsymptome. Eine leichte Veränderung beim Wasserlassen kann ja ebenso gut beim gutartigen Prostatasyndrom auftreten

und beunruhigt die Patienten kaum. Beschwerden des Prostatakrebses treten erst im fortgeschrittenen Stadium auf und können sich als Rückenschmerzen durch Tochtergeschwülste in den Knochen äußern.
Prostatakrebs zeigt ganz unterschiedliche Verläufe. Einzelne Formen wachsen aggressiv, dehnen sich rasch über die Prostatakapsel aus und bilden in anderen Organen, meist im Knochen, Ableger. Andere Formen wachsen nur langsam und bleiben auf die Prostata beschränkt. In diesem Fall sterben die betroffenen Männer eher „mit" dem Prostatakarzinom als „durch" das Prostatakarzinom. Man schätzt, dass etwa ein Viertel aller Männer, bei denen ein Prostatakrebs diagnostiziert wurde, auch daran sterben.

## Vorsorge in der Diskussion

Leider ist es bis jetzt unmöglich, im Voraus zu sagen, welchen Verlauf der Prostatakrebs nehmen wird. Deshalb ist es das Ziel, den Krebs in einem möglichst frühen, behandelbaren Stadium zu entdecken.
Zurzeit wird eifrig diskutiert, ob Vorsorgeuntersuchungen die Sterblichkeit an Prostatakarzinom senken. Bisher ist es nicht schlüssig bewiesen worden. Tatsache ist aber, dass nach Jahren des kontinuierlichen Anstiegs die Sterblichkeit an Prostatakrebs in den USA seit zwei Jahren abnimmt. Dies wird auf die Einführung und die weite Verbreitung von Vorsorgeuntersuchungen zurückgeführt.
Weil die Therapiechancen im Frühstadium sehr viel besser sind, der Krebs sich aber meist erst im Spätstadium bemerkbar macht, befürworten viele Fachgesellschaften heute allgemeine Vorsorgeuntersuchungen.
Empfohlen wird die Vorsorgeuntersuchung ab dem 50. Lebensjahr. Ist in der Familie, bei Vater oder Brüdern, ein

Prostatakrebs aufgetreten, ist das Risiko, selbst zu erkranken, wesentlich erhöht, deshalb sollte eine Untersuchung schon früher erfolgen. Nach dem 70. Lebensjahr beeinflusst eine frühe Diagnose das Überleben kaum noch.

## Sichere Diagnose

Der PSA-Wert ist Hinweis, aber kein Beweis für Krebs

Besteht auf Grund der Tastuntersuchung der Prostata und des PSA-Werts (PSA = Prostataspezifisches Antigen) der Verdacht auf ein Prostatakarzinom, versucht man die Krebszellen direkt nachzuweisen. Dazu werden mit einer feinen Nadel kleine Gewebeproben aus der Prostata entnommen und unter dem Mikroskop untersucht. Stößt man auf keine Krebszellen, ist Krebs unwahrscheinlich, aber nicht hundertprozentig ausgeschlossen. Es könnte auch sein, dass man an einem kleinen Krebs vorbeige-

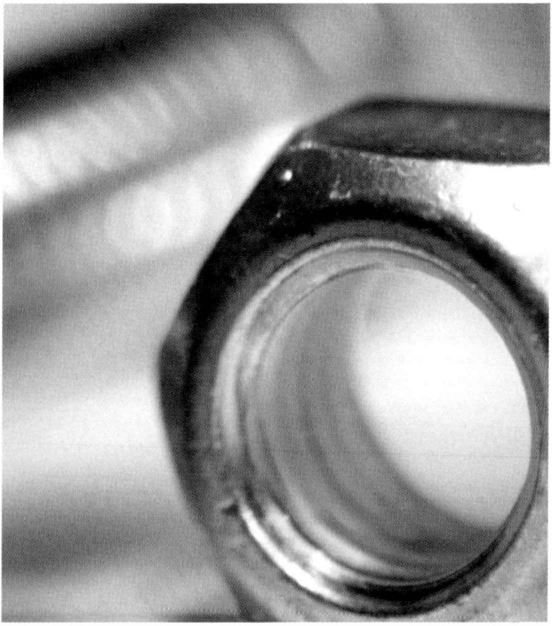

stochen hat. Im Zweifelsfall wiederholt man nach einiger Zeit die PSA-Bestimmung und eventuell die Biopsie. Findet man aber Krebsgewebe, ist die Diagnose bewiesen.

Die Entnahme des Prostatagewebes wird heute unter Ultraschallkontrolle durch den Enddarm durchgeführt. Meist wird das Gebiet lokal unempfindlich gemacht, ähnlich der Spritze beim Zahnarzt. Die Untersuchung ist durch den Druck im Enddarm etwas unangenehm, aber meist nicht schmerzhaft.

Entgegen einer immer wieder geäußerten Befürchtung gibt es keinen Hinweis, dass durch die Entnahme einer Gewebeprobe der Krebs „geweckt", verschleppt oder gar ausgelöst wird.

## Die Krankheit verhindern?

Es gibt Hinweise, dass äußere Faktoren auf die Entstehung des Prostatakrebses einen großen Einfluss haben. So zeigen Asiaten ein viel geringeres Risiko für Prostatakrebs. Wenn diese Menschen allerdings in die USA auswandern und die Lebensgewohnheiten des Gastlandes annehmen, steigt ihr Risiko um das 4- bis 9-fache an. Man vermutet, dass die Ernährung eine Rolle spielt. Ob nun aber Tomaten, Sojaprodukte, Fisch oder geringer Konsum von Fleisch das Auftreten des Prostatakrebses hemmen, weiß man noch nicht sicher. Weitere Untersuchungen werden uns vielleicht in Zukunft eine Antwort geben.

## Therapie

Ein frühzeitig erkannter Prostatakrebs ist in über 80 % der Fälle heilbar. Aber selbst fortgeschrittene Tumoren können oft über viele Monate und Jahre günstig beein-

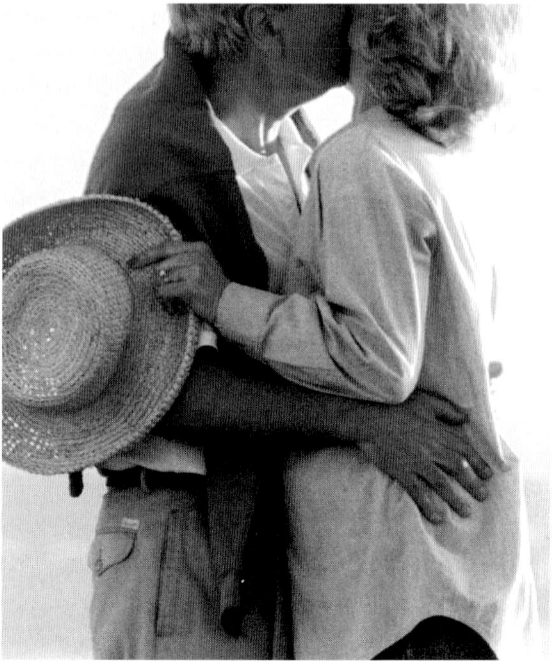

flusst werden, so dass ein langes Überleben bei guter Lebensqualität möglich ist. Ob eine chirurgische Behandlung, Chemotherapie, Bestrahlung oder Hormontherapie den besten Erfolg verspricht, ist von verschiedenen Faktoren abhängig, wie dem Alter des Patienten, dem Wachstumsmuster des Tumors, der Höhe des PSA-Werts und dem Vorhandensein etwaiger Ableger. Kleine, organbegrenzte Tumoren werden heute meist durch eine vollständige Entfernung der Prostata behandelt.

i Weitere Informationen unter:
www.cancer.org (englisch)

info kompakt

**Wie hoch ist Ihr PSA-Wert?**

Im Blut wird das so genannte PSA (Prostata-spezifisches Antigen, ein von der Prostata gebildetes Eiweiß) bestimmt. Bei der gutartigen Prostatavergrößerung ist es in der Regel nur leicht, bei einem Prostatakrebs hingegen oft stark erhöht. Der Test kann auf einen Prostatakrebs hinweisen und ist so bei der Früherkennung hilfreich. Erhöhtes PSA ist aber nicht gleichbedeutend mit Krebs. Liegt der Wert in der Grauzone, wird man sich je nach Alter und Beschwerden des Patienten und Tastbefund der Prostata entscheiden, entweder abzuwarten und eine Nachkontrolle durchzuführen oder sofort weiter abzuklären.

**Vorsorgeuntersuchung**

Ab dem 50. Lebensjahr jährlich Tastuntersuchung und Bluttest, möglicherweise PSA bis zum 70. Lebensjahr. Sind Vater oder Bruder an Prostatakrebs erkrankt, werden Vorsorgeuntersuchungen ab 45 Jahren empfohlen.

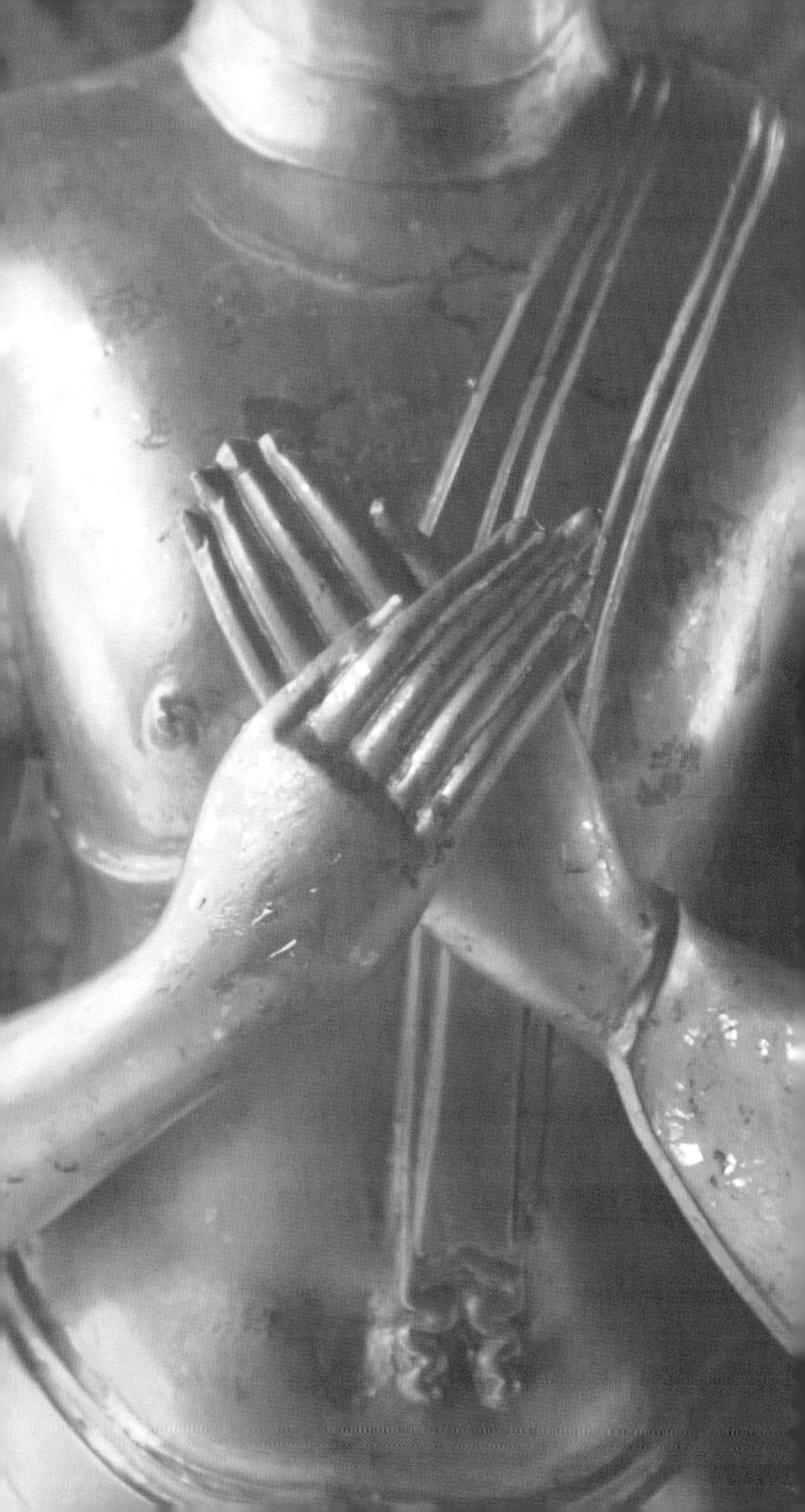

# Herz und Kreislauf schützen

- Wissen, wie die Zeichen stehen
- Risikofaktoren Kontra geben
- Leben unter Druck hat Folgen
- Mal gut, mal böse: das Cholesterin
- Blutzucker im Griff
- Abnehmen – aber richtig

5

# Herz und Kreislauf schützen

## Wissen, wie die Zeichen stehen

Nach wie vor sind Herz-Kreislauf-Erkrankungen die häufigsten Todesursachen bei Männern.
Herzinfarkte und Schlaganfälle treten oft ohne Vorzeichen scheinbar bei voller Gesundheit auf. Trotzdem sind sie letztlich die Folge einer lange dauernden Gefäßschädigung. Meist entstehen die krankhaften Veränderungen in allen Gefäßbäumen gleichzeitig. Die verminderte Durchblutung oder der plötzliche Gefäßverschluss kann sich dann aber an irgendeinem Ort des Körpers zuerst manifestieren.

**Ab 40 zum Kardio-Check-up**

Eine medizinische Standortbestimmung um das 40. Lebensjahr lohnt sich:

- Blutdruck
- Lipide
- Blutzucker

Sind Herz-Kreislauf-Krankheiten oder Diabetes in der Familie bekannt oder besteht Übergewicht, sollten die Vorsorgeuntersuchungen schon früher erfolgen. Viele medizinische Fachgesellschaften befürworten die Blutdruckmessung schon mit 20 Jahren und die Bestimmung der Lipide mit 35 Jahren. Wie häufig die Untersuchung wiederholt werden muss, hängt vom Resultat ab. Wer gute Werte hat, kann länger warten als jemand, der nur noch knapp normale Werte aufgewiesen hat. Die Krankenkassen bezahlen diese Vorsorgeuntersuchung ab 35 Jahren.

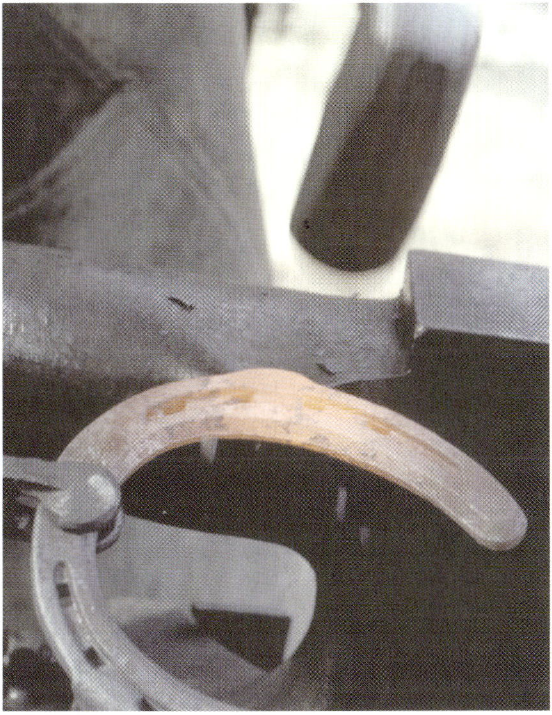

Zuerst kommt es zu einer Schädigung der Endothelzellen, der „Tapete" der Blutgefäße: Rauchen, hoher Blutdruck, Diabetes und erhöhte Blutfette sind die wichtigsten Ursachen. Die Gefäßwand wird durchlässiger für überschüssiges LDL-Cholesterin (siehe Seite 115), das nun aus dem Blut zwischen die Zellen in die Gefäßwand gelangen kann. Dies gelingt umso leichter, wenn das LDL oxidiert ist (dieser Vorgang wird durch Antioxidanzien im Blut gehemmt). Auch so genannte Fresszellen wandern in die Arterienwand ein und nehmen das Cholesterin auf. Platzen diese Zellen, kommt es zu großen Cholesterinablagerungen in der Arterienwand. Weitere Entzündungszellen werden angelockt. Das Gefäß verhärtet und verdickt sich, das Innere des Gefäßes wird eingeengt.

Ein kompletter Gefäßverschluss kommt nicht nur in einem stark eingeengten Gefäß vor. Häufiger reißt eine der vielen Ablagerungen (Plaques) plötzlich ein. An dieser Stelle lagern sich Blutplättchen und Blutzellen an und setzen die Blutgerinnung sehr rasch in Gang. Ein Gerinnsel entsteht. Das Versorgungsgebiet der verstopften Arterie leidet Schaden.

Diese plötzliche Gerinnselbildung erklärt, wieso ein Herzinfarkt „aus heiterem Himmel" kommen kann, ohne dass vorher ein verengtes Gefäß Krankheitssymptome hervorgerufen hat.

## Zwei-Säulen-Vorsorge

Mit zunehmendem Alter zeigen immer mehr Menschen atherosklerotische Veränderungen. Für die Entstehung der Atherosklerose spielen aber auch genetische Faktoren und der Lebensstil eine Rolle. Eine ideale Vorsorge muss deshalb beide Faktoren berücksichtigen: Risikofaktoren frühzeitig erkennen und behandeln sowie auf einen gesunden Lebensstil achten.

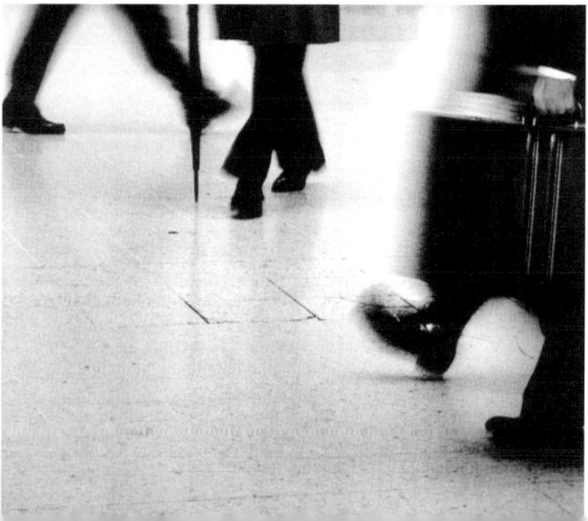

**Die Gefäßkrankheiten**

**Herz**
- Herzinfarkt
- Angina pectoris: Herzschmerz durch Verengung der Herzkranzarterien
- Rhythmusstörungen, plötzlicher Herztod
- Riss der Aorta

**Gehirn**
- Hirnschlag
- Demenz: eingeschränkte Funktion des Gehirns durch Substanzverlust bei Mangeldurchblutung
- Streifung: kurz dauernde Ausfälle einer oder mehrerer Hirnfunktionen durch vorübergehende Mangeldurchblutung

**Beine**
- Periphere arterielle Verschlusskrankheit verschiedener Organe
- eingeschränkte Nierenfunktion
- Erektionsstörungen

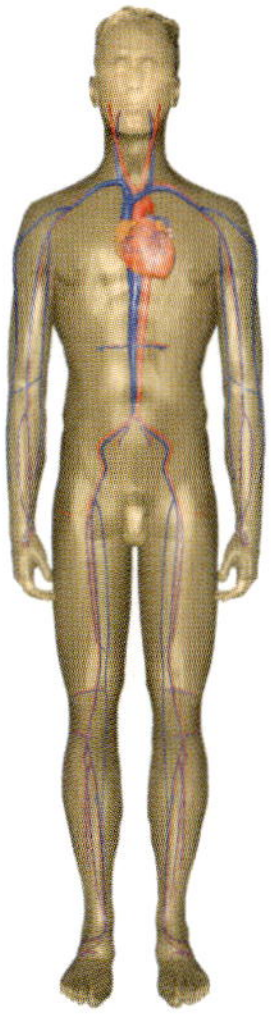

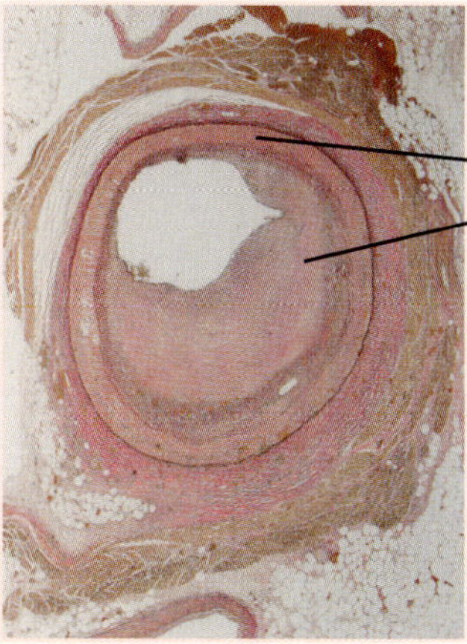

**Plaque füllt den größten Teil der Arterie aus**

ursprüngliche Gefäßwand

Plaque

# Risikofaktoren Kontra geben

Ein einzelner ausgeprägter Faktor allein stellt schon ein beachtliches Risiko dar, sei es nun ein stark erhöhter Blutdruck oder deutlich erhöhte Blutfette. Aber auch mehrere relativ wenig in Erscheinung tretende Risikofaktoren gleichzeitig bedeuten eine große Gefährdung: ein „bisschen" Bluthochdruck, ein „bisschen" Zucker und ein „bisschen" Cholesterin. Gerade diese Situation wird gerne unterschätzt, weil jeder einzelne Wert für sich allein genommen nicht allzu dramatisch erscheint.
Auch wenn man sich gesund fühlt, kann man Risikofaktoren haben. Weder Bluthochdruck, erhöhtes Cholesterin, noch leicht erhöhter Blutzucker machen irgendwelche Symptome. Diese Faktoren kann man nur im Rahmen einer Vorsorgeuntersuchung entdecken.

## Rauchen

Nikotin schädigt das Endothel, die „Tapete" der Gefäße. Auch der Blutfettspiegel wird ungünstig beeinflusst und der Blutdruck erhöht. Mit dem Rauchen aufzuhören ist eine äußerst wirksame Maßnahme zur Senkung des Risikos für Herzinfarkt und Hirnschlag.

## Bluthochdruck

Der hohe Blutdruck schädigt die Gefäße und fördert die Atherosklerose. In vielen Organen können Folgeschäden auftreten, so im Gehirn, am Herzen, im Augenhintergrund oder in der Niere.

## Erhöhtes Cholesterin

Das erhöhte Cholesterin ist ein Hauptrisikofaktor bei etwa der Hälfte aller Patienten mit Herz-Kreislauf-

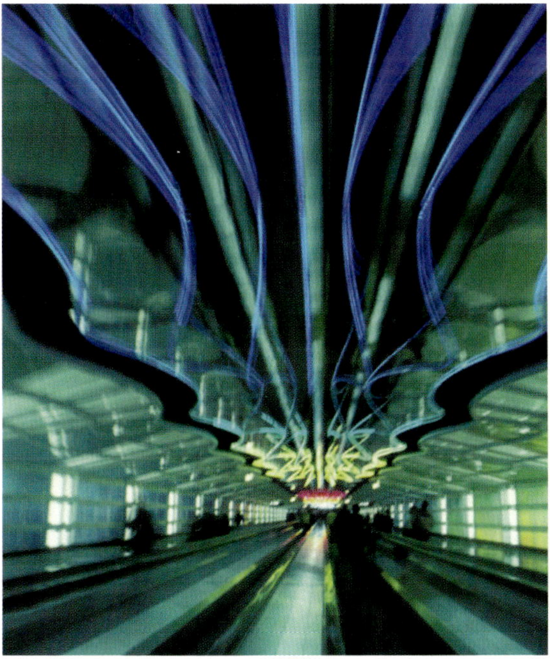

Krankheiten. Sowohl der Lebensstil als auch die genetische Veranlagung spielen eine Rolle.

## Zuckerkrankheit und gestörter Blutzuckerstoffwechsel

70 % aller Typ-2-Diabetiker sterben an einer Herz-Kreislauf-Krankheit. Beim Diabetes und dem metabolischen Syndrom ist neben dem Blutzucker- häufig auch der Fettstoffwechsel gestört. Die meisten Betroffenen leiden auch an Übergewicht und hohem Blutdruck.

## Übergewicht und Fettleibigkeit

Starkes Übergewicht führt meist zu Stoffwechselstörungen. Schon einige Kilo Gewichtsabnahme verbessern den

# wege zu sich selbst

Legen Sie sich bequem auf den Rücken. Schließen Sie die Augen, atmen Sie ruhig.

Lassen Sie die Luft ganz bewusst in Ihre Lungen ein- und wieder ausströmen. Bei jedem Ausatmen konzentrieren Sie sich auf ein Körperteil: Erst auf die Füße, dann auf die Waden, die Oberschenkel, die Hände, die Arme, die Brust und die Bauchregion. Stellen Sie sich vor, wie die Luft mit jedem Ausatmen an den entsprechenden Muskeln vorbeistreicht und Verspannungen auflöst. Beginnen Sie mit dreimal Ausatmen und Einatmen pro Körperteil.

Bleiben Sie nach der Übung noch kurz liegen und fühlen Sie die Entspannung. Vor dem Aufstehen recken und strecken Sie sich, bis Ihr Körper wieder ganz wach ist.

5

Zucker- und Fettstoffwechsel und senken den Blutdruck um einige Prozent.

### Bewegungsmangel

Bewegungsmangel trägt nicht nur zur Entwicklung von Übergewicht bei, sondern beeinflusst den Stoffwechsel in verschiedener Hinsicht ungünstig. Er leistet der Entstehung von Bluthochdruck, Fettstoffwechselstörungen und Diabetes Vorschub.

### Stress

Wichtiger als der messbare Stress scheint die Reaktion eines Menschen auf den Stress zu sein. Wer häufig wütend oder ärgerlich reagiert, hat ein fünfmal höheres Risiko für einen Herzinfarkt vor dem 55. Lebensjahr. Ebenfalls gefährdet sind Personen mit einer feindseligen und zynischen Einstellung gegenüber ihrer Umwelt. Bei Wut und Ärger werden Adrenalin und andere Stresshormone freigesetzt, was die Arterien verengen lässt und den Puls und Blutdruck erhöht. Für jemanden, der zu viel Stress hat und diesen nicht reduzieren will oder kann, ist es besonders wichtig, die anderen Risikofaktoren zu kontrollieren und sonst einen gesunden Lebensstil zu pflegen.

### Alter

Der wichtigste Risikofaktor für die Atherosklerose ist das Alter. Im fortgeschrittenen Alter sind bei den meisten Menschen atherosklerotische Veränderungen vorhanden, wenn auch in sehr unterschiedlichem Ausmaß. Ausschlaggebend ist wahrscheinlich, wie lange welche ungünstigen Faktoren auf die Gefäßwand eingewirkt haben.

**Die wichtigsten Risikofaktoren für eine Herz-Kreislauf-Krankheit**

- Rauchen
- erhöhter Blutdruck
- erhöhtes Cholesterin
- erhöhter Blutzucker, Diabetes mellitus
- Übergewicht bzw. ungesunde Ernährung
- Bewegungsmangel
- Stress
- Alter
- familiäre Belastung

## Familiäres Risiko

Ist der Vater vor dem 55. Lebensjahr oder die Mutter vor dem 65. Lebensjahr an einem Herzinfarkt oder Hirnschlag erkrankt oder verstorben, haben die Nachkommen ebenfalls ein erhöhtes Risiko. Dann sollte man schon früher mögliche Risikofaktoren abklären.

## Homocystein

Homocystein ist ein erst kürzlich wieder entdeckter Risikofaktor. Bei einseitiger Ernährung mit zu wenig Folsäure und anderen Vitaminen oder durch genetische Defekte kann das Homocystein im Blut ansteigen. In den USA werden deshalb dem Mehl größere Mengen Folsäure zugesetzt. In Deutschland sind Bestrebungen im Gange, diesem Beispiel zu folgen. Folsäure ist natürlicherweise unter anderem reichlich in Vollkornprodukten, Blattgemüsen und Nüssen enthalten.

i Weitere Informationen:
www.herzstiftung.de

## Leben unter Druck hat Folgen

Mindestens jeder siebte Mensch leidet an Bluthochdruck. In Deutschland gibt es mehr Menschen mit erhöhtem Blutdruck als in jedem anderen der alten EU-Länder. Hypertonie, wie der erhöhte Blutdruck auch genannt wird, schadet den Gefäßen. Ohne Behandlung verdicken und verhärten sich die Arterien. Das bleibt nicht ohne Folgen. Es kommt zu einer Schädigung der Nieren- und der Augenarterien, das Herzinfarkt- und Hirnschlagrisiko erhöht sich um das Doppelte bis Zehnfache.
Gemessen wird der Blutdruck mit einer Manschette am Oberarm. Man unterscheidet den oberen (systolischen) Blutdruck während des Blutauswurfes aus dem Herzen

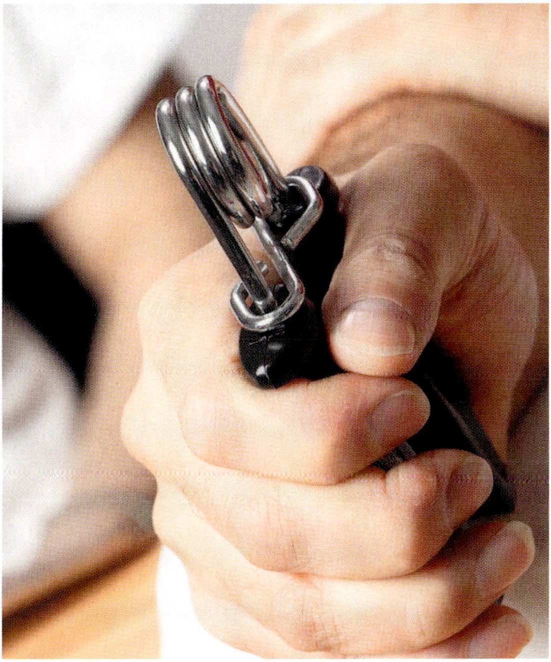

und den unteren (diastolischen) während der Füllungsphase des Herzens. Ein Drittel der Personen mit Bluthochdruck weiß nichts davon. Zwar kann Bluthochdruck zu Kopfschmerzen und Schwindel führen, doch die meisten spüren gar nichts. Irrtümlicherweise glauben viele, dass man den Bluthochdruck am roten Kopf erkennt, doch auch blasse Menschen können betroffen sein. Auch wer in jungen Jahren tiefe Blutdruckwerte hatte, ist vor einem späteren Bluthochdruck nicht geschützt.

Viele wissen nichts von ihrem erhöhten Blutdruck

Da schon junge Menschen betroffen sein können, sollte man den Blutdruck ab dem 20. Lebensjahr messen lassen. Jüngere Menschen mit erhöhtem Blutdruck zu erfassen ist besonders wichtig. Denn auch ein relativ geringfügig erhöhter Blutdruck kann über viele Jahre massiven Schaden anrichten.

Findet man einen erhöhten Blutdruckwert, muss man zuerst prüfen, ob dies ein einmaliges Ereignis darstellt. Mindestens eine zweite Messung muss den erhöhten Blutdruck bestätigen. Viele Menschen haben nur beim Arzt erhöhte Blutdruckwerte. Wenn sie den Blutdruck selbst messen, ist er tiefer. Im Zweifelsfall wird der Blutdruck während 24 Stunden gemessen. Dazu wird eine selbstaufblasbare Manschette angebracht und die Blutdruckwerte in einem kleinen Kästchen registriert. Alle Tätigkeiten eines Tages müssen notiert werden. Diese Untersuchung erlaubt, den Blutdruckverlauf über den ganzen Tag zu beurteilen, man sieht auch, bei welchen Tätigkeiten bzw. zu welchen Tageszeiten der Blutdruck am ehesten erhöht ist.

Bei 10 % der Personen mit hohem Blutdruck findet sich eine andere Grundkrankheit als Ursache der Hypertonie, beispielsweise eine Verengung der Nierenarterie oder eine Hormonstörung. Bei den übrigen 90 % spielen Genetik

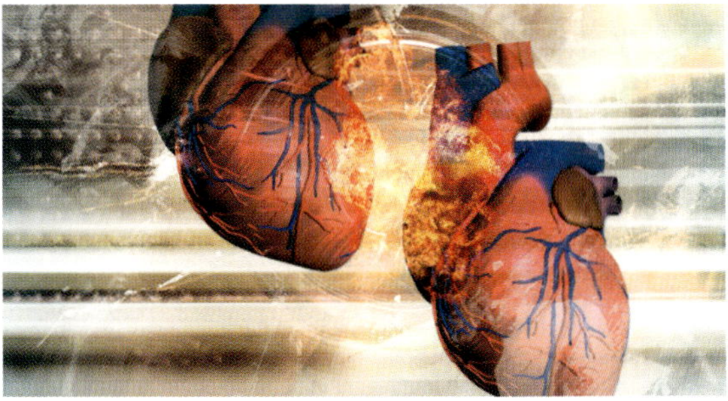

und/oder Faktoren wie Übergewicht, hoher Salz- und Alkoholkonsum, Bewegungsmangel und Stress eine Rolle.

## Herzvergrößerung

Durch die erhöhte Belastung des Herzens bei Hypertonie kommt es zu einer Vergrößerung des Herzmuskels. Einerseits vergrößern sich die Muskelfasern, aber auch das Bindegewebe vermehrt sich. Dadurch wird der Herzmuskel steifer. Dieser Zustand verschlechtert die Durchblutung des Herzmuskels und dessen Funktion.

## Atherosklerose

Die Hypertonie verstärkt die Atherosklerose. Dies führt zu Komplikationen wie Herzinfarkt, peripherer arterieller Verschlusskrankheit und Hirnschlag. Auf Grund kleinster Hirndurchblutungsstörungen kann sich auch eine Demenz (geistige Leistungsverminderung durch Hirnabbau) entwickeln, die sich ähnlich auswirkt wie die Alzheimer Krankheit.

## Augenhintergrund

Die Veränderungen der Gefäße sind bei der Augenspiegelung im Augenhintergrund zu sehen. Daraus lässt sich

auch auf den Zustand der Gefäße in anderen Organen schließen. Im fortgeschrittenen Stadium kann es in der Netzhaut zu Blutungen und anderen Störungen kommen, die die Sehkraft beeinträchtigen.

## Nieren

Durch den erhöhten Blutdruck können die kleinen Gefäße in der Niere geschädigt werden. Dadurch wird die Hypertonie weiter verstärkt. Durch Veränderung der „Filterstation" können zudem kleine Mengen Eiweiß in den Urin gelangen. Der Nachweis dieses Eiweißes ist ein Zeichen für die Schädigung der Gefäße im ganzen Körper.

## Erektionsstörung

Auch Erektionsstörungen können durch hohen Blutdruck mitbedingt sein (siehe auch Kapitel 4).

## Allgemeine Therapie – ohne Medikamente

Schon mit einer Umstellung der Lebensgewohnheiten kann man den Blutdruck beeinflussen. Der Konsum von Salz (Natriumchlorid), auch in versteckter Form, sollte auf 6 g pro Tag reduziert werden. Kalzium- und kaliumreiche Nahrungsmittel wie Milchprodukte, Früchte und Gemüse können den Blutdruck senken. Eine konsequente Ernährungsumstellung kann so wirksam sein wie eine Blutdrucktablette. Da Alkohol den Blutdruck ansteigen lässt, sollte man ihn maßvoll genießen, das heißt nicht mehr als maximal zwei Gläser Wein täglich.
Die Reduktion des Körpergewichts senkt den Blutdruck. Den gleichen Effekt hat vermehrte körperliche Aktivität. Rauchen hingegen lässt den Blutdruck ansteigen, da Nikotin die Gefäße verengt.

## Medikamentöse Therapie

Doch häufig reichen alle diese Maßnahmen nicht aus, um den Blutdruck ausreichend zu senken, und eine medikamentöse Therapie wird nötig. Viele Patienten brauchen sogar mehr als eine Substanz. Eine medikamentöse Therapie macht die Lebensstiländerungen allerdings nicht überflüssig!

Weitere Infos:
www.hochdruckliga.info

Info kompakt

## Sind Ihre Blutdruckwerte normal?

Ein Blutdruck ab 140 mmHg systolisch oder 90 mmHg diastolisch ist zu hoch (Messung beim Hausarzt). Messen Sie den Blutdruck zu Hause, sollten die Blutdruckwerte nicht über 135 mmHg systolisch oder 85 mmHg diastolisch liegen. Der Blutdruck gilt auch als erhöht, wenn nur der systolische oder der diastolische Wert über dem Grenzwert liegt. Für die Diagnose Hypertonie müssen die Messwerte mehrmals erhöht sein.

### Einige Maßnahmen gegen hohen Blutdruck

- Salzreduktion (nicht zusätzlich salzen)
- bei Übergewicht einige Kilos abnehmen
- reichlich Gemüse und Früchte, fettarme Milchprodukte
- Alkoholkonsum reduzieren auf höchstens 2 Gläser Wein oder weniger pro Tag
- nicht rauchen
- regelmäßige körperliche Bewegung

# Mal gut, mal böse: das Cholesterin

Cholesterin erfüllt im Körper eine wichtige Funktion als Baustein von Hormonen und Zellbestandteilen. Es wird über die Nahrung aufgenommen, aber in meist noch größerem Ausmaß im Körper, vor allem der Leber, selbst produziert.

Ist zu viel Cholesterin im Blut, wird es zusammen mit Entzündungszellen in der Wand der Blutgefäße eingelagert. Die Atherosklerose nimmt ihren Verlauf. Wichtig ist nicht nur die Höhe des gesamten Cholesterins im Blut. Man unterscheidet das schädliche LDL-Cholesterin und das günstige HDL-Cholesterin.

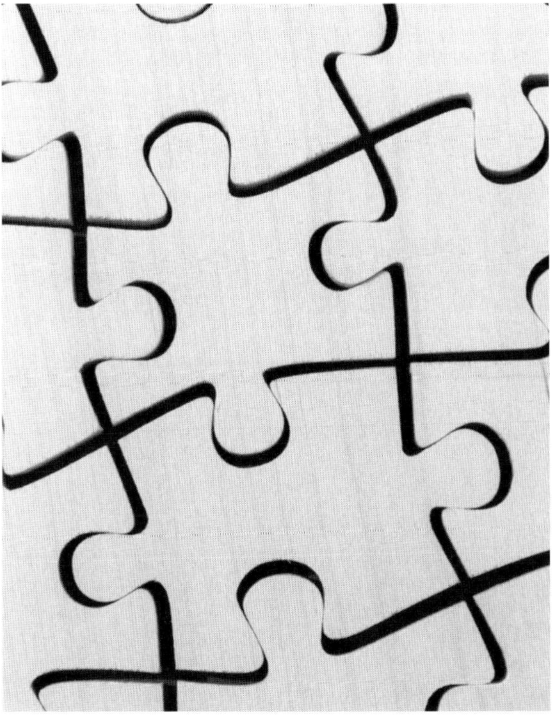

## Manchmal sind's die Gene

Rund 10 % der Bevölkerung haben eine genetische Veranlagung, erhöhte Blutfette zu entwickeln. Bei den meisten sind mehrere, teilweise noch unbekannte Gene beteiligt, und die Atherosklerose entsteht vor allem bei ungünstigem Lebensstil. Ernährungsumstellung, Reduktion des Körpergewichts und mehr körperliche Aktivität können hier schon viel ausrichten.

Bei rund 3 von 1000 Menschen sind einzelne, genau definierte Gene defekt, zum Beispiel das Gen für die Andockstelle des LDL-Cholesterins in der Zelle. Das Cholesterin kann schlechter in die Zelle eingeschleust werden und bleibt deshalb im Blut. Hier entsteht die Atherosklerose auch bei gesundem Lebensstil. Es ist wichtig, diese Personen rechtzeitig zu entdecken.

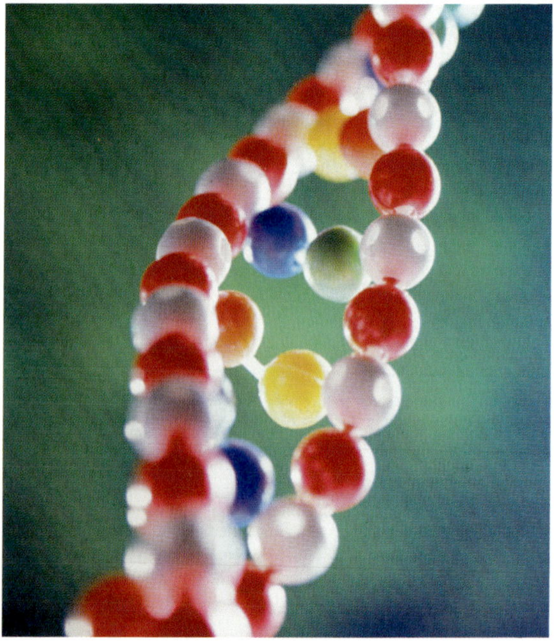

Neben Ernährungs- und Verhaltensempfehlungen ist eine medikamentöse Therapie meist unumgänglich. Diese senkt das Risiko für einen Herzinfarkt beträchtlich.

## Ab 35 zur Vorsorge

Im Allgemeinen wird empfohlen, die Blutfette mit 35 Jahren zu messen. Falls der Vater vor dem 55. Lebensjahr oder die Mutter vor dem 65. Lebensjahr an einem Herzinfarkt oder einem Hirnschlag erkrankt oder gestorben ist, sollte die Cholesterinbestimmung schon früher durchgeführt werden. Nicht selten stecken hinter diesen früh aufgetretenen Herzinfarkten eine unerkannte erbliche Fettstoffwechselstörung.
Es gibt keine strikten Grenzwerte für das Cholesterin. Personen mit einer vererbten Fettstoffwechselstörung haben meist sehr stark erhöhte Cholesterinwerte. Sie rechtzeitig zu erfassen und zu behandeln, ist besonders wichtig. Ist das Cholesterin grenzwertig oder leicht erhöht, hängt das weitere Vorgehen davon ab, ob noch zusätzliche Risikofaktoren vorhanden sind. Hat jemand aber schon einen Herzinfarkt durchgemacht oder leidet er zusätzlich an Bluthochdruck oder Diabetes, wird man versuchen, das schlechte LDL-Cholesterin auf tiefe Zielwerte zu senken. Studien an zehntausenden Menschen haben gezeigt, dass dadurch das Herzinfarktrisiko wesentlich gesenkt und das Überleben verlängert werden kann. Bei gesunden Personen können höhere Cholesterinwerte toleriert werden. Ist das Cholesterin im Normbereich und gibt es keine weiteren Risikofaktoren, kann man bis zur nächsten Messung ein paar Jahre verstreichen lassen.

**Die Blutfette**

- Gesamtcholesterin
- gutes Cholesterin HDL
- schlechtes Cholesterin LDL
- Triglyzeride

## Und wieder hängt's am Lebensstil!

Eine Ernährungsumstellung ist immer die erste Maßnahme (siehe S. 55). Sie bleibt auch wichtig, wenn Blutfette mit Medikamenten gesenkt werden. Wichtig ist die Reduktion von tierischen Fetten. Einen günstigen Einfluss haben reichlich Früchte und Gemüse. Auch verbessert körperliche Aktivität den Fettstoffwechsel nachhaltig.

## Medikamentöse Therapie

Bis Mitte der 90er Jahre gab es eine „Cholesterinkontroverse". Die Rolle des Cholesterins für die Entwicklung von Herz-Kreislauf-Krankheiten wurde immer wieder in Frage gestellt. In riesigen Studien mit zum Teil über 20 000 Patienten konnte die Bedeutung des Cholesterins für die Entwicklung eines Herzinfarkts nun zweifelsfrei nachgewiesen werden.

Man weiß heute, dass besonders bei Personen mit einem hohen Risiko für einen Herzinfarkt das Cholesterin möglichst stark gesenkt werden sollte. Manchmal ist sogar eine Kombinationstherapie mit zwei verschiedenen Medikamenten nötig.

## Triglyzeride

Triglyzeride sind eine weitere Untergruppe der Blutfette und können ebenfalls die Atherosklerose fördern. Hohe Triglyzeridwerte können gleichzeitig mit erhöhten Cholesterinwerten vorkommen, aber auch allein erhöht sein. Die Triglyzeride können häufig gesenkt werden, indem auf schnell verwertbare Kohlenhydrate (beispielsweise Süßigkeiten und Weißbrot) und Alkohol verzichtet wird. Auch Bewegung und Gewichtsreduktion wirken günstig. Trotzdem ist manchmal eine medikamentöse Therapie notwendig.

info kompakt

**„Gutes" und „schlechtes" Cholesterin – zwei unterschiedliche Transportmittel für Hin- und Rückfahrt**

Der Cholesterinspiegel allein ist wenig aussagekräftig. Da Cholesterin fettlöslich ist, muss es für den Transport im Blut eng an Eiweiße gekoppelt werden. Diese Aufgabe übernehmen die HDL (High Density Lipoproteins) und die LDL (Low Density Lipoproteins). Man nennt das HDL das „gute" und das LDL das „schlechte" Cholesterin.

Cholesterin wird in der Leber gebildet und mittels der LDL über die Blutbahn zu den Zellen transportiert. Die Zellen haben spezielle Rezeptoren („Andockstellen") für die Aufnahme des LDL in die Zellen. Ist genügend Cholesterin in der Zelle vorhanden, nimmt die Anzahl der LDL-Rezeptoren ab. Das LDL bleibt vorläufig im Blut.

Bei einem erhöhten LDL-Cholesterinspiegel, beispielsweise durch einen angeborenen Fehler der LDL-Andockstelle oder durch ungesunde Ernährung, kann der Überschuss des LDL-Cholesterins in die Arterienwand gelangen. Erleichtert wird der Durchtritt durch ein bereits geschädigtes Endothel oder wenn das LDL-Cholesterin oxidiert ist (z.B. bei einem Mangel an Antioxidanzien). Das HDL-Cholesterin ist für die Rückführung des Cholesterins zuständig. Es transportiert das Cholesterin von den Körperzellen zurück in die Leber, wo es in Gallensäuren umgewandelt wird. Diese gelangen in den Darm und werden ausgeschieden.

**Das senkt den Cholesterinspiegel**

- Regelmäßige körperliche Bewegung (Lässt das gute HDL ansteigen, senkt das schlechte LDL, Gesamtcholesterin oft wenig beeinflusst.)
- Rauchstopp (Rauchen beeinflusst den Fettstoffwechsel ungünstig und senkt vor allem das gute HDL.)
- Abbau von Übergewicht
- Ernährung vom Mittelmeertyp: Olivenöl, Fisch, Früchte und Gemüse, ab und zu ein Glas Rotwein (Verändert das Gesamtcholesterin oft nur wenig. Trotzdem hat es einen großen Effekt auf die Gesundheit.)

# Blutzucker im Griff

Immer mehr Menschen erkranken an Diabetes. In Deutschland hat die Häufigkeit im letzten Jahrzehnt um rund 50 % zugenommen. Rund 8 % der Bevölkerung leiden an einem Diabetes. Doch etwa die Hälfte der Zuckerkranken wissen von ihrer Erkrankung nichts.

## 2 Typen von Diabetes

**Der Typ-2-Diabetes**

macht oft keine Symptome - über Jahre

Der Typ-1-Diabetes tritt vor allem bei Kindern und jungen Erwachsenen auf. Er entwickelt sich innerhalb von Tagen oder Wochen. Die Zerstörung der insulinproduzierenden Zellen in der Bauchspeicheldrüse ist vollständig. Immer ist eine Behandlung mit Insulin nötig.
Der Typ-2-Diabetes, früher auch Altersdiabetes genannt, tritt vor allem ab dem 45. Lebensjahr auf. In den letzten Jahren sind immer mehr Fälle bei jungen Erwachsenen, ja sogar bei Kindern beobachtet worden. Besonders stark ist dieser Trend in den USA, wo bereits über 60 % der Bevölkerung an Übergewicht leiden.

## Entwicklung des Typ-2-Diabetes

Für die Entstehung eines Typ-2-Diabetes spielt die genetische Veranlagung eine wichtige Rolle. Außer bei einer seltenen Form des Typ-2-Diabetes kann bei einem überwiegenden Teil der Betroffenen das Auftreten des Diabetes durch einen gesunden Lebensstil verhindert oder um Jahre oder Jahrzehnte verzögert werden. Die wichtigsten Faktoren sind ein normales Körpergewicht, genügend körperliche Aktivität und eine Ernährung mit wenig tierischen Fetten.
Zu Beginn des Krankheitsprozesses reagieren die Körperzellen weniger empfindlich auf Insulin, es wird immer

mehr Insulin benötigt, damit der Blutzucker nach dem Essen wieder sinkt. Das verminderte Ansprechen der Zellen auf Insulin (Insulinresistenz) kann genetische Ursachen haben oder durch fettreiche Ernährung, Übergewicht und Bewegungsmangel gefördert werden.
Typischerweise hat der Typ-2-Diabetiker im Anfangsstadium erhöhte Insulinwerte. Erst wenn die insulinproduzierenden Zellen erschöpft sind, sinkt die Insulinproduktion und die Blutzuckerwerte entgleisen manchmal erst jetzt. Zwischen dem Auftreten der Insulinresistenz und dem Auftreten eines erhöhten Blutzuckers können daher mehrere Jahre, ja Jahrzehnte vergehen.
Anders als beim Typ-1-Diabetes, der wegen der deutlichen und plötzlich auftretenden Symptome meist rasch

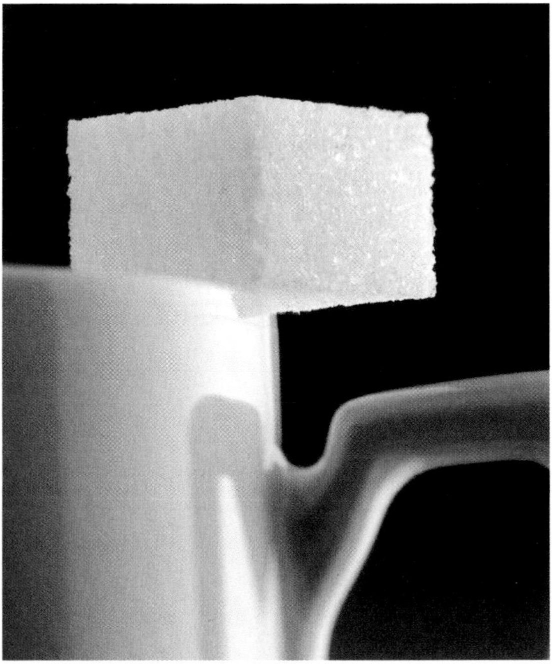

erkannt wird, bleibt die Entwicklung eines Typ-2-Diabetes oft unbemerkt, die Betroffenen verspüren keine Krankheitszeichen. Der Blutzucker erhöht sich langsam über Monate oder Jahre. Lange bevor Warnsignale auftreten, können Gefäße und Nerven schon geschädigt werden.

Bei rund einem Drittel der Patienten besteht bereits eine deutliche Schädigung der Gefäße, wenn die Diagnose Diabetes gestellt wird. Manchmal wird die Diagnose auch erst auf Grund einer Erkrankung wie Herzinfarkt oder Erektionsstörung gestellt.

**Das metabolische Syndrom und sein „tödliches Quartett":**

- Zuckerkrankheit
- erhöhte Blutfette
- Bluthochdruck
- Übergewicht

## Das metabolische Syndrom

Beim metabolischen Syndrom ist nicht nur der Blutzuckerstoffwechsel betroffen. 80 % der Betroffenen sind übergewichtig. Häufig sind auch Blutfette und Blutdruck erhöht. Da alle diese Faktoren gefäßschädigend sind, werden sie zusammen auch „Risikoquartett" genannt.

## Diabetes früh erkennen

Im Rahmen der Vorsorgeuntersuchung sollte auch der Blutzucker bestimmt werden. Personen mit einer familiären Belastung von Diabetes, starkem Übergewicht, Bluthochdruck oder erhöhtem Cholesterin sollten schon früher eine Blutzuckerbestimmung machen lassen.

## Schädigt die Organe: Diabetes

Diabetiker haben ein fünffach erhöhtes Herzinfarkt- und ein dreifach erhöhtes Hirnschlagrisiko. 70 % aller Typ-2-Diabetiker sterben an einer Herz-Kreislauf-Krankheit.

Der Diabetes führt auch zu vielen Krankheiten, die die Lebensqualität einschränken. Er ist die häufigste Ursache für Erblindung und Nierenversagen. Aber auch Durchblutungsstörungen der Beine machen vielen Diabetikern zu schaffen. Der Diabetes greift auch die Nerven an. Unangenehm sind Störungen der Sensibilität an Händen und Füßen. Und schließlich leiden bis zu drei Viertel aller Diabetiker an Erektionsstörungen.

## Ernährung bei Diabetes

Die Ernährungsempfehlungen für Diabetiker haben sich stark gewandelt. Früher hat man sich ausschließlich auf den Zucker- beziehungsweise Kohlenhydratgehalt der Ernährung und den Einfluss auf den Blutzucker konzentriert. Zwar ist es immer noch wichtig, Blutzuckerspitzen durch schnelle Kohlenhydrate zu vermeiden. Doch man hat erkannt, dass für Diabetiker auch die Empfehlungen zur Vorbeugung einer Atherosklerose wichtig sind, da die Gefäßschäden ein zentrales Problem darstellen.
Dies heißt vor allem wenig tierische Fette, zweimal Fisch pro Woche, Oliven- oder Rapsöl, ausreichend Gemüse und Obst. Somit sind die heutigen Empfehlungen für Diabetiker keine strenge Diät im eigentlichen Sinn, sondern eher eine ausgewogene Ernährungsweise, die auch für die Familie des Diabetikers geeignet ist.
Der empfohlene Rhythmus der Mahlzeiten beim Diabetiker hängt auch von einer eventuellen medikamentösen Therapie ab. Ob regelmäßige Zeiten mit bestimmten Kohlenhydraten eingehalten werden müssen oder ob die Therapie an das jeweilige Essen angepasst werden kann, hängt vom Insulinschema und von der Art der Tabletten ab.

## Bewegung und Gewichtskontrolle

Beim metabolischen Syndrom und beim Typ-2-Diabetes sind die nicht-medikamentösen Maßnahmen wie vermehrte körperliche Aktivität und Gewichtsreduktion außerordentlich wichtig. Sie verbessern gleichzeitig Blutzuckerstoffwechsel, Blutfette und Blutdruck. Dies gilt auch, wenn der Blutzucker mit Tabletten oder Insulin behandelt wird.

## Medikamentöse Therapie bei Diabetes

Der erhöhte Blutzucker kann beim Typ-2-Diabetiker im Anfangsstadium mit Medikamenten behandelt werden, die die Insulinausschüttung oder die Insulinempfindlichkeit der Zellen erhöhen. Sind die Insulinreserven in späteren Stadien erschöpft, wird meist auch eine Therapie mit Insulin notwendig.

Bei guter Einstellung des Blutzuckers treten weniger Schäden an den kleinen Gefäßen auf, vor allem Komplikationen an Augen, Nerven und Niere werden deutlich vermindert. Die Gefahr einer Erblindung oder eines kompletten Nierenversagens sinkt.

Die Schäden an den großen Gefäßen sind vor allem für Herzinfarkt oder Hirnschlag verantwortlich. Neben dem Blutzucker sind immer auch Bluthochdruck und Blutfette mitverantwortlich. Eine konsequente Behandlung auch dieser beiden Faktoren vermindert die Gefahr von Herzinfarkt und Hirnschlag und verlängert das Überleben.

### Die Funktion des Insulins

Insulin wird in der Bauchspeicheldrüse produziert. Es ist für die Senkung des Blutzuckers verantwortlich. Nach dem Essen steigt der Blutzucker vorübergehend, Insulin sorgt dafür, dass der Zucker in verschiedene Zellen, vor allem in Leber und Muskeln, aufgenommen wird und somit aus dem Blut verschwindet.

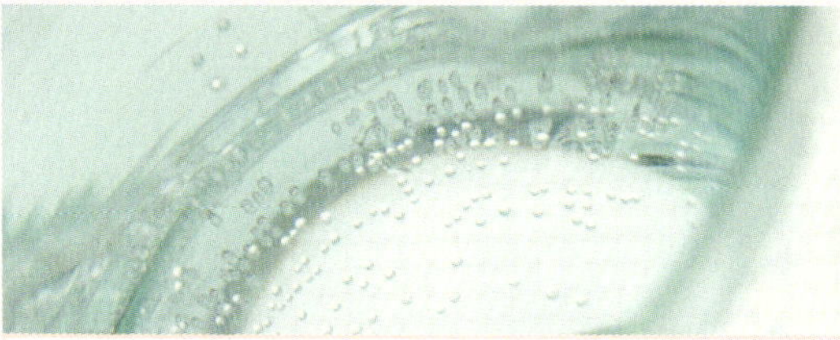

### Krankheitszeichen treten bei Typ-2-Diabetes erst in einem späteren Stadium auf

- starker Durst, trockener Mund
- häufiges Wasserlassen
- wechselnde Sehschärfe, Verschwommensehen
- Taubheitsgefühl in den Füßen
- Müdigkeit, Leistungsabfall
- unerklärlicher Gewichtsverlust trotz Hunger
- häufige Hautinfektionen

# Abnehmen – aber richtig

In Mitteleuropa sind über die Hälfte der Männer über 40 Jahre zu schwer. Und es werden immer mehr. Der Hauptgrund ist, dass wir unsere Ernährungsgewohnheiten nicht an unsere sitzende Lebensweise angepasst haben.

## Body-Mass-Index (BMI)

Der Body-Mass-Index berücksichtigt das Körpergewicht und die Größe. Er kann einfach berechnet werden.
Sehr muskulöse Menschen haben einen relativ hohen BMI, ohne dass sie an Übergewicht leiden. Die „schweren" Knochen spielen hingegen keine Rolle.

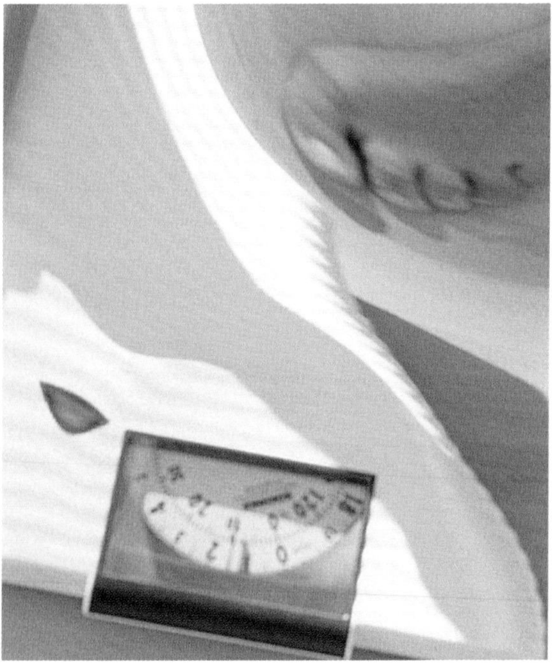

## Apfel- oder Birnentyp

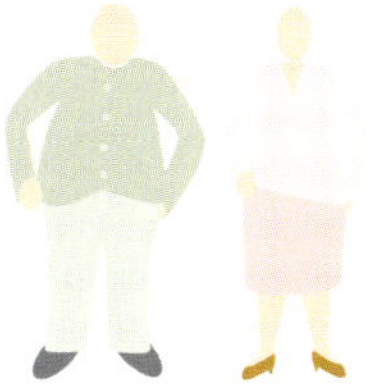

Nicht nur die Menge der Fettdepots ist wichtig, sondern auch, wo diese Depots liegen. Das Fettpolster im und am Bauch ist gesundheitlich besonders nachteilig. Gerade Männer zeigen häufig dieses typische Verteilungsmuster, während bei Frauen das Fett häufig an Hüften und Po liegt. Beurteilt werden kann das Bauchfett durch das einfache Messen des Bauchumfangs. Er sollte beim Mann nicht über 102 cm sein.

## Warum die Pfunde?

Gewisse Menschen haben keine Probleme, ihr Gewicht zu halten, andere neigen rasch zu einer Gewichtszunahme. Die genetische Veranlagung spielt sicher eine Rolle. Doch kann diese Veranlagung nur zum Tragen kommen, wenn über längere Zeit mehr Kalorien aufgenommen als verbrannt werden. Nicht einzelne Exzesse sind das Problem, sondern der leichte Kalorienüberschuss über die Jahre.

Ein Beispiel: Werden jeden Tag 5 g Fett abgespeichert – das sind nur 46 kcal zu viel – ergibt das rund 2 kg Gewichtszunahme pro Jahr.

## Mindestens Gewicht halten!

Da die meisten Menschen im Verlauf des Lebens langsam, aber stetig zunehmen, ist es das erste Ziel, sein Körpergewicht stabil zu halten.

Will man Gewicht reduzieren, gibt es keine Wundermittel oder Superdiäten. Bei starkem Übergewicht lohnt sich der Gang zum Arzt. Er wird die Essgewohnheiten analysieren, vielleicht in Zusammenarbeit mit einer professionellen Ernährungsberaterin. Es ist wichtig, sich ein realistisches Ziel zu setzen. Schon einige Kilo abzuspecken, nützt der Gesundheit und fördert das Wohlbefinden. „Crash-Diäten“ mit exzessiver Kalorienreduktion sind sinnlos. Beim Hungern wird oft zuerst Muskelmasse abgebaut und nicht Fettgewebe. Zudem passt sich der Körper an die neue Stoffwechselsituation an und senkt den Energiebedarf.

Schon ein mäßiger Gewichtsverlust von 5 % bis 15 % kann zu einer bedeutenden Verbesserung des Gesundheitszustandes führen. Um langfristig Gewicht zu verlieren, empfiehlt sich eine Kombination von eingeschränkter Kalorienzufuhr und gesteigertem Kalorienverbrauch durch körperliche Betätigung.

Wird die Diät gestoppt, kommt es sehr schnell wieder zur Gewichtszunahme. Der berüchtigte Jojo-Effekt setzt ein. 90 % aller Menschen, die rasch viel Gewicht abgenommen haben, erreichen oder übertreffen ihr Ausgangsgewicht nach kurzer Zeit wieder. Erfolgversprechender ist eine langsame, aber nachhaltige Umstellung der Ernährung, verbunden mit einer Zunahme der körperlichen Aktivität (siehe auch Kapitel 3).

info kompakt

**Machen Sie's der Waage leicht**

- Geordnete Mahlzeiten helfen, das Snacken von kalorienreichen Zwischenmahlzeiten zu vermeiden. Frühstück und Mittagessen sollten ebenfalls Gewicht haben.
- Alkoholische Getränke enthalten viele versteckte Kalorien. Zudem verändern sie den Stoffwechsel so, dass er auf Fettspeicherung programmiert wird und Fettverbrennung schwieriger wird.
- Ein Gramm Fett hat mehr als doppelt so viele Kalorien wie ein Gramm Kohlenhydrate. Fette sättigen aber weniger als Kohlenhydrate und können einfacher im Fettgewebe gespeichert werden.
- Gemüse und Obst haben viel Volumen bei wenig Kalorien. Sie tragen zur Sättigung bei.
- Kohlenhydrate, die sehr schnell ins Blut gelangen, z.B. alle gezuckerten Speisen, Getränke und Fruchtsäfte lassen den Blutzucker in die Höhe schnellen. Er fällt durch den ausgelösten Insulinstoß ebenso schnell wieder ab. Die nächste Hungerattacke kommt.
- Bewegung ist wichtig. Nach körperlicher Aktivität verbrennt der Körper noch über einen längeren Zeitraum mehr Kalorien als im normalen Ruhezustand.

**Der BMI – eine Beispielrechnung**

Beispiel: 78 kg, 176 cm

Der BMI beträgt 78 kg/(1,76 x 1,76 m²) = 25,18

| | BMI (kg/m²) |
|---|---|
| Normalgewicht | 18,5-24,9 |
| Übergewicht | 25,0-29,9 |
| Fettleibigkeit | |
| Grad I | 30,0-34,9 |
| Grad II | 35,0-39,9 |
| Extreme Fettleibigkeit | |
| Grad III | > 40 |

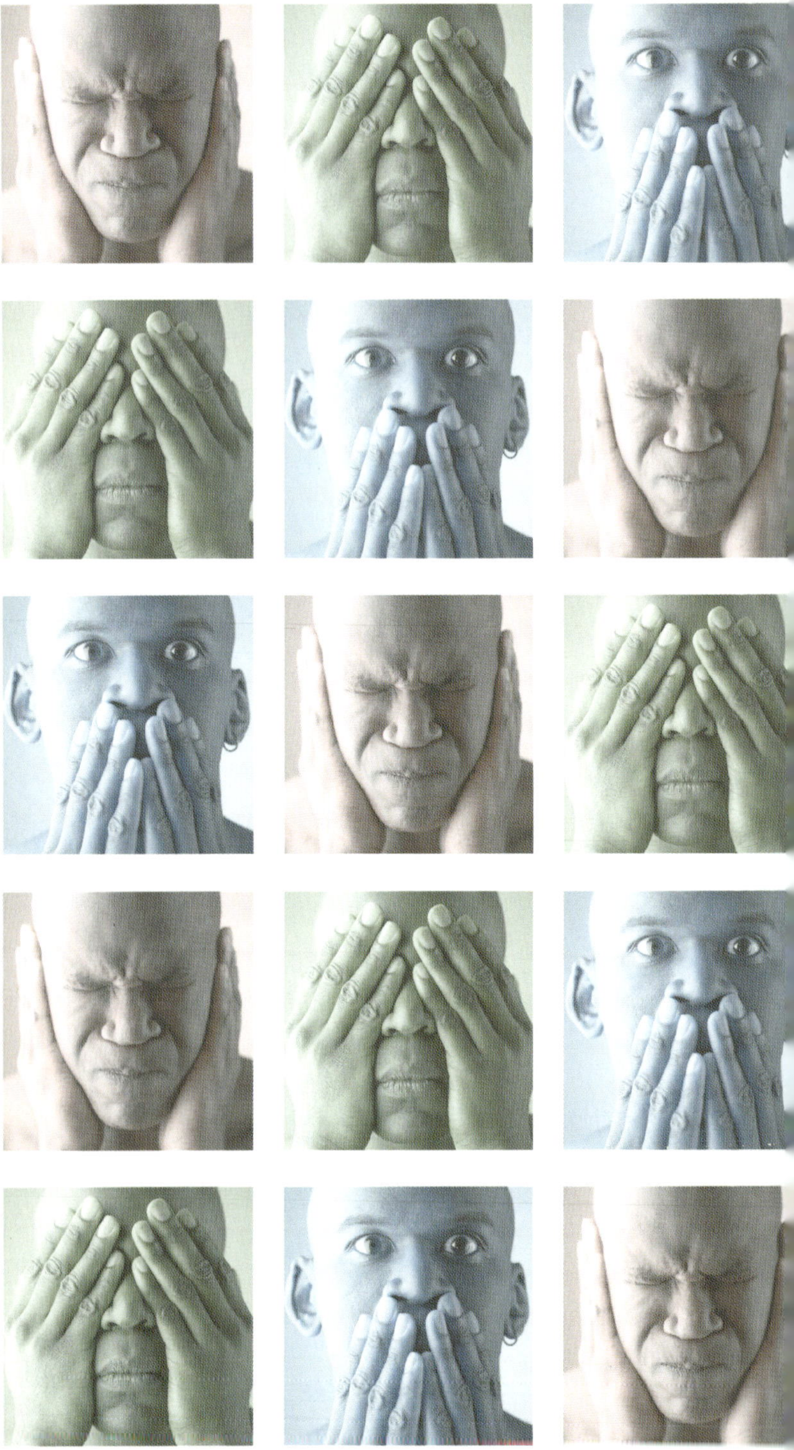

# Krebs hat viele Gesichter

- Lebensjahre erhalten
- Aktiv dagegen statt Angst davor
- Wo der Krebs treffen kann

6

# Krebs hat viele Gesichter

## Lebensjahre erhalten

Krebs ist ein Thema, über das man am liebsten nicht nachdenken möchte – meist gelingt es irgendwie, beängstigende Nachrichten über Umweltgifte und Krebskrankheiten zu ignorieren. Es gibt aber auch Erfolgsmeldungen: Gewisse Krebsarten werden seltener und die medizinischen Vorsorgeuntersuchungen können in vielen Fällen den Krebs so früh feststellen, dass eine erfolgreiche Therapie möglich ist.

30 % der Todesfälle sind beim Mann auf Krebs zurückzuführen, bei den Frauen sind es 25 %. Zwar gehen in Mitteleuropa mehr als 40 % der Todesfälle auf das Konto der Herz-Kreislauf-Krankheiten, doch beim Krebs fällt ins Gewicht, dass er häufig auch schon im mittleren Le-

**Was sagt die Statistik?**

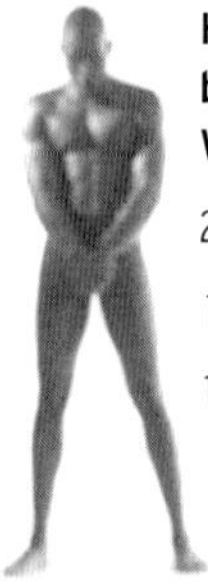

| Häufigkeit der Krebsart bei Personen mit neu entdecktem Krebs | | | Häufigkeit der Krebsart bei an Krebs Verstorbenen |
|---|---|---|---|
| Prostata | 20,3 | 26,8 | Lunge |
| Darm | 16,3 | 12,5 | Darm |
| Lunge | 15,9 | 10,2 | Prostata |
| Harnblase | 8,9 | 6,3 | Magen |
| Magen | 5,6 | 5,3 | Bauchspeicheldrüse |

Robert Koch Institut: Geschätzte Zahl der neu aufgetretenen Krebserkrankungen und der Krebstodesfälle in Deutschland 2000

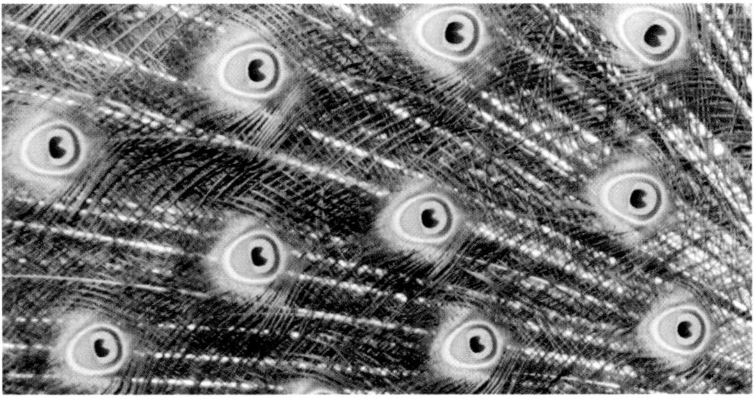

bensalter auftritt. In Bezug auf die verlorenen Lebensjahre, darunter fallen die Jahre vor dem 75. Lebensjahr, steht der Krebs als Ursache vor den Herz-Kreislauf-Erkrankungen an erster Stelle.

Krebs ist keine einheitliche Krankheit, sondern ein Oberbegriff für mehr als hundert verschiedene bösartige Erkrankungen. Praktisch in jedem Organ und Gewebe unseres Körpers kann Krebs entstehen, im gleichen Organ sogar verschiedene Krebstypen. Die verschiedenen Krebsformen scheinen auf den ersten Blick wenig Gemeinsames zu haben. Sie unterscheiden sich in Altersgipfel, Aggressivität und Heilungschancen. Trotz dieser Verschiedenartigkeit scheinen sie auf einem ähnlichen Entstehungsprozess zu beruhen.

Man unterscheidet bei der Häufigkeit der Krebserkrankungen zwischen Neuerkrankungen und Krebstodesfällen. Der häufigste Krebs ist der Prostatakrebs, an zweiter Stelle steht der Lungenkrebs. Bei den Krebstodesfällen ist die Reihenfolge umgekehrt. Lungenkrebs ist für mehr Todesfälle verantwortlich als der Prostatakrebs, obwohl weniger Menschen daran erkranken.

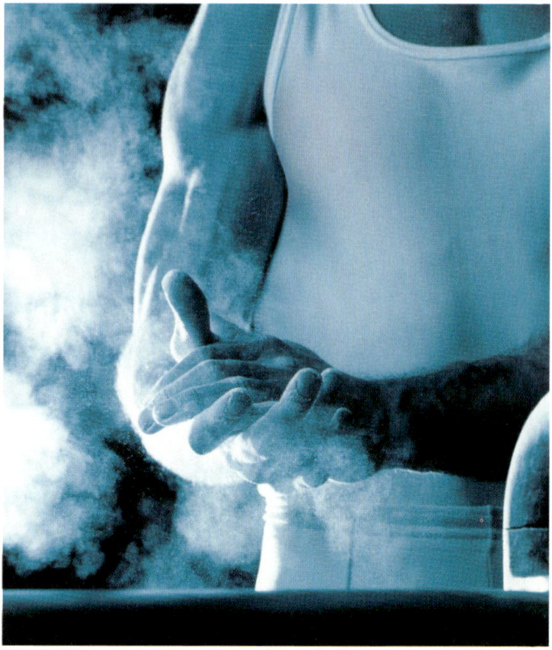

## Aktiv dagegen statt Angst davor

Wohl kaum ein anderes Leiden löst so viel Angst aus wie Krebs. Inzwischen gibt es zwar für einige Krebsarten gute Behandlungsmöglichkeiten, der große Durchbruch ist in den letzten Jahren jedoch noch nicht gelungen. Wegen der Verschiedenartigkeit der Krebsarten ist dies auch nicht zu erwarten.

Große Anstrengungen werden heute unternommen, möglichst viele Krebserkrankungen zu vermeiden oder sie in einem frühen, noch heilbaren Stadium zu entdecken. Immer stärker setzt sich die Erkenntnis durch, dass bei der Krebsentstehung äußere Faktoren wichtig sind. Die Häufigkeit der verschiedenen Krebsarten variiert

sehr stark von Land zu Land. Auffallend selten ist der Lungenkrebs in Skandinavien, wo intensive Kampagnen gegen das Rauchen geführt wurden. In mediterranen Ländern finden wir hingegen eine geringere Rate an Darmkrebs, möglicherweise spielt hier der reichliche Obst- und Gemüsekonsum eine Rolle.
Aber selbst innerhalb eines Landes kann die Krebshäufigkeit schwanken. Über die Jahre lässt sich auch eine Zu- oder Abnahme einzelner Krebsformen beobachten. Beim Mann ist der Lungenkrebs erstmals leicht rückläufig, parallel zur Abnahme des Tabakkonsums, bei den Frauen ist das Gegenteil der Fall. Weil immer mehr Frauen rauchen, steigt die Häufigkeit von Lungenkrebs bei ihnen an.
Interessant ist auch der Wandel der Krebshäufigkeit bei Migranten. Innerhalb von ein oder zwei Generationen gleicht sich das Krebsrisiko dem des neuen Landes an.
Alle diese Beobachtungen zeigen, dass die Krebshäufigkeit keine gegebene schicksalshafte Größe ist. Auch wenn man sich vor einer Krebserkrankung nicht vollständig schützen kann, lässt sich das Risiko gerade bei den häufigen Krebsarten beeinflussen. Die Schweizerische Krebsliga hat ausgerechnet, dass sich durch geeignete Maßnahmen rund 40 % der Krebstodesfälle vermeiden lassen würden.

# wege zu sich selbst

Legen Sie sich bequem auf den Rücken. Atmen Sie zwei-, dreimal tief ein und wieder aus, entspannen Sie sich.

Den nächsten Atemzug leiten Sie gezielt in Ihrem Körper: Beginnen Sie, leicht in den Bauch zu atmen, so dass sich Ihre Bauchdecke etwas hebt. Mit dem gleichen Atemzug füllen Sie nach dem Bauch die Rippen, die leicht zur Seite auseinander gehen. Mit dem letzten Teil Ihres Atemzuges atmen Sie „in" Brust- und Schlüsselbeine, so dass diese sich in Richtung Hals heben. Rippen und Bauch bleiben dabei so weit wie möglich mit Atemluft gefüllt. Bleiben Sie kurz in dieser Position. Atmen Sie in umgekehrter Reihenfolge wieder aus. Entspannen Sie sich kurz und wiederholen Sie die Übung 5- bis 10-mal.

Bleiben Sie nach der Übung kurz liegen und fühlen Sie den Zustand von Sammlung und Konzentration.

6

# Wo der Krebs treffen kann

## Lungenkrebs

Der Lungenkrebs ist bei Männern die Krebstodesursache Nummer 1. Rund 90 % der betroffenen Männer sind Raucher. Im Vergleich zu Nichtrauchern haben Raucher ein etwa 10-fach höheres Erkrankungsrisiko. Weitere Risikofaktoren sind Passivrauchen und etwas seltener der berufliche Kontakt mit gefährlichen Stoffen.
Der Lungenkrebs bleibt lange symptomlos, deshalb wird er oft erst in einem späten Stadium entdeckt. Auch mit regelmäßigen Röntgenuntersuchungen der Lunge ist eine rechtzeitige Diagnose nicht möglich. Wird der Krebs auf dem Röntgenbild sichtbar, ist er meist so weit fortgeschritten, dass eine Heilung nicht mehr gelingt. Neuere

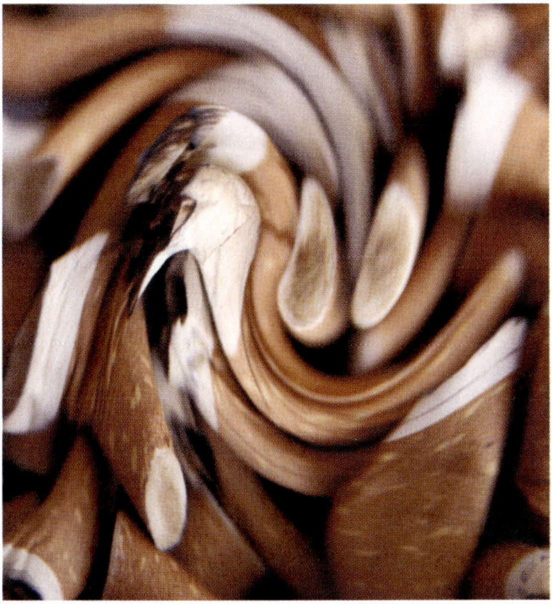

Schutzmaßnahme Nummer eins: Schluss mit dem Rauchen

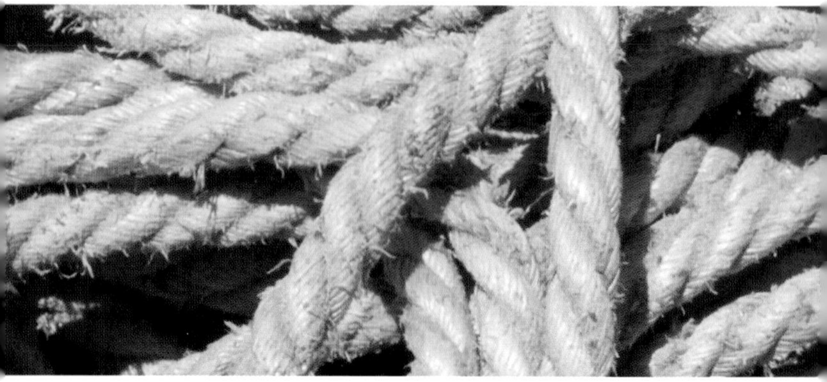

**So können Sie sich schützen**

- Tabakverzicht
- kein Alkoholmissbrauch
- Vermeiden von Übergewicht
- regelmäßige körperliche Aktivität
- keine übermäßige Sonnenbestrahlung

Methoden, beispielsweise die Untersuchung von Zellen aus den Luftwegen, helfen hier auch nicht weiter. Doch bei keiner Krebsform gibt es eine so erfolgreiche Vorbeugung: Nichtraucher werden oder bleiben! Hört man mit dem Rauchen auf, gleicht sich das Lungenkrebsrisiko nach einigen Jahren dem der Nichtraucher an. Je mehr man geraucht hat, desto länger dauert es, bis das Risiko sinkt. Mit dem Rauchstopp werden auch andere Folgekrankheiten des Rauchens seltener: Mundbodenkrebs, Speiseröhrenkrebs, Magenkrebs, Blasenkrebs, Herzinfarkt, Schlaganfall und chronische Lungenkrankheiten. Trotz umfangreicher Studien konnte bisher nicht gezeigt werden, dass eine vitaminreiche Ernährung oder die Einnahme von Vitaminpräparaten das Risiko von Lungenkrebs senkt.

## Prostatakrebs

Der Prostatakrebs ist in Deutschland die dritthäufigste Krebstodesursache beim Mann, steht jedoch bei den Neuerkrankungen an erster Stelle. Ab Seite 92 finden Sie eine ausführliche Besprechung und viele Informationen.

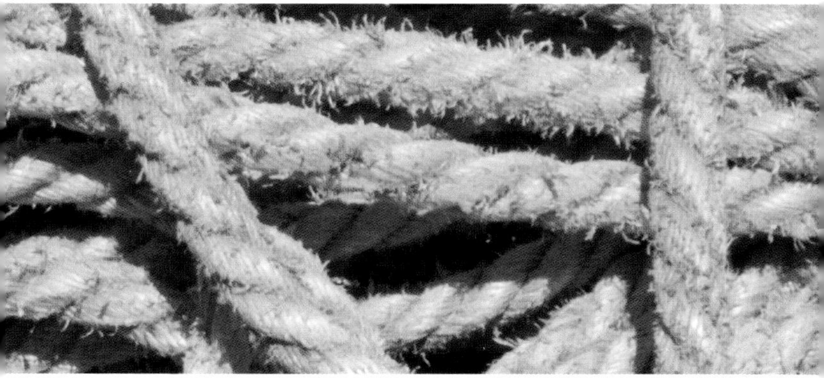

## Darmkrebs

Darmkrebs ist beim Mann in Deutschland der zweithäufigste bösartige Tumor. Deutschland weist die höchsten Erkrankungs- und Sterberaten an Darmkrebs innerhalb der alten EU-Staaten auf. Frühzeitig entdeckt und behandelt liegen die Heilungschancen bei 90 %. Der Dickdarmkrebs wächst langsam, er entwickelt sich aus pilzartigen Wucherungen der Schleimhaut (Polypen). Werden diese entfernt, solange sie noch gutartig sind, kann dem Krebs vorgebeugt werden. Doch noch immer kommen viele Patienten viel zu spät zum Arzt.

Darmkrebs in der Familie - früh zur Vorsorge

Verschiedene Verfahren zur Frühdiagnose werden heute diskutiert. Die einfachste, bequemste und billigste Methode wäre, den Stuhl einmal jährlich auf Blut zu untersuchen. Leider ist diese Methode nicht ganz zuverlässig. Blutet der Polyp während der Untersuchung gerade nicht, wird die Diagnose verpasst. Andererseits können andere Blutungsquellen, z.B. aus dem Zahnfleisch, oder gewisse Stoffe aus Nahrungsmitteln das Resultat verfälschen. Die Patienten werden unnötigerweise beunruhigt.

Eine Darmspiegelung ist eine weitere Möglichkeit zur Frühdiagnose. Damit werden die gutartigen Polypen,

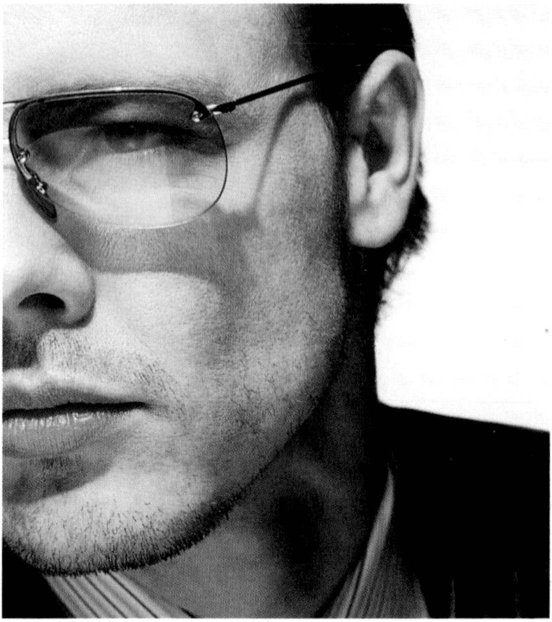

auch Adenome genannt, besser entdeckt und können gleich entfernt werden. Mit der „kleinen" Darmspiegelung (Sigmoidoskopie) werden Polypen im untersten Dickdarmteil erfasst, das sind zwei Drittel aller Polypen. Mit der „großen" Darmspiegelung (Koloskopie) kontrolliert man den ganzen Dickdarm. Diese Untersuchung ist jedoch aufwendiger und auch teurer.

Vom medizinischen Standpunkt aus würde es sich bereits lohnen, ab dem 45. Lebensjahr bei allen Personen eine Darmspiegelung vorzunehmen. Das Risiko, an Darmkrebs zu sterben, könnte deutlich gesenkt werden.

In Deutschland wurden die Vorsorgemaßnahmen gefördert. Tatsächlich nehmen auch immer mehr Personen diese in Anspruch. Die gesetzlichen Krankenkassen übernehmen die Kosten ab dem 50. Lebensjahr für die

jährliche Stuhluntersuchung auf verstecktes Blut oder ab dem 56. Lebensjahr für eine Koloskopie, die nach 10 Jahren wiederholt werden kann.
Unbedingt empfohlen ist die Untersuchung, wenn Eltern oder Geschwister an Darmkrebs erkrankt sind, bei gewissen erblichen Formen tritt der Darmkrebs schon in jüngeren Jahren auf, deshalb ist eine rechtzeitige Koloskopie besonders wichtig. Auch bei neu aufgetretenen Schwierigkeiten mit dem Stuhlgang, hartnäckiger Verstopfung oder bei Blut im Stuhl sollte man den Arzt um Rat fragen.
Heute kennt man eine ganze Reihe Risikofaktoren für die Entstehung von Darmkrebs: Übergewicht, sitzender Lebensstil und eine ungesunde Ernährung. Besonders ein Übermaß an tierischen Fetten und verarbeiteten Kohlenhydraten scheint eine Rolle zu spielen. Andererseits scheinen Gemüse und Obst eine wichtige Schutzfunktion zu haben. Nicht ein bestimmtes Nahrungsmittel gilt als „krebserregend", wichtig ist das Ernährungsmuster – also freie Auswahl der Nahrungsmittel nach der Ernährungspyramide!

Weitere Infos:
www.darmkrebs.de

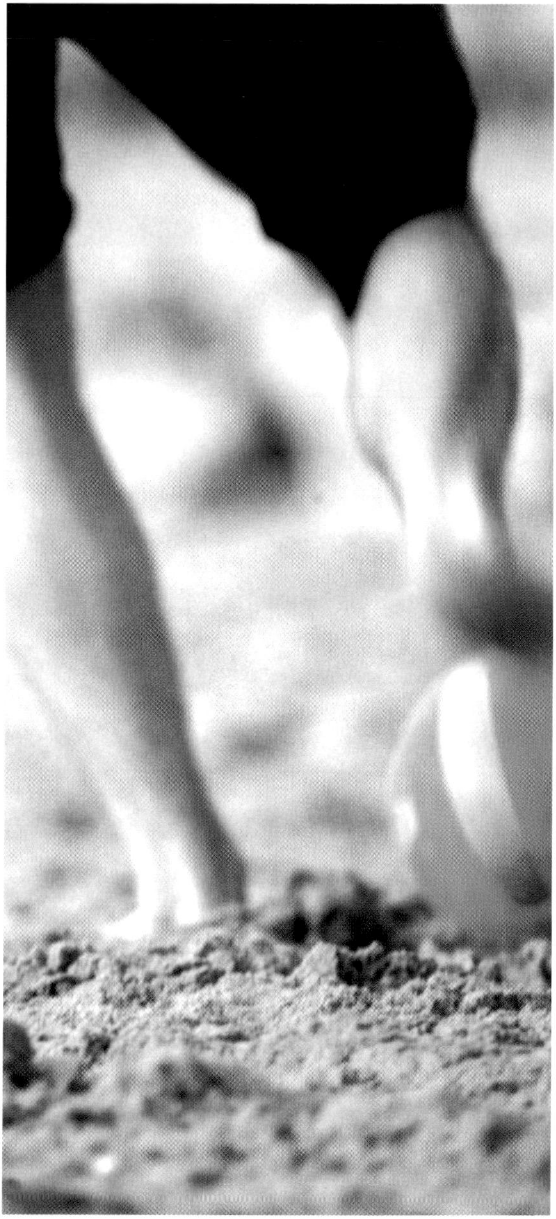

## Magenkrebs

Auch wenn der Magenkrebs in allen Industrieländern rückläufig ist, gehört er in Deutschland immer noch zu den häufigeren Krebstodesarten. Ernährungsgewohnheiten, vor allem der Genuss von gepökelten, stark gesalzenen Speisen sowie wenig Gemüse und Früchte, scheinen die Entstehung von Magenkrebs zu begünstigen. Rauchen und übermäßiger Alkoholkonsum erhöhen ebenfalls das Risiko. Auch eine Infektion mit Helicobacter pylori, einem Bakterium, das sich über Jahre im Magen einnistet, fördert die Entstehung von Magenkrebs. Wie es zu einer Infektion kommt, ist nicht sicher geklärt, schlechte hygienische Verhältnisse spielen eine Rolle. Neuinfektionen sind in Deutschland rückläufig.

## Hautkrebs

Einen wichtigen Teil der Freizeit verbringen wir draußen beim Sport oder Faulenzen. Die Sonne fördert unser Wohlbefinden. Sie regt auch die Bildung von Vitamin D an, das für den Knochenaufbau wichtig ist. Für diese erwünschte Wirkung ist allerdings nur eine durchschnittliche Sonneneinstrahlung von 10 Minuten auf Gesicht und Arme nötig.

Zuviel Sonne schadet der Haut. Der Wunsch nach Sonnenbräune fordert ihren Preis. Während der Begriff „Strahlung“ für viele Menschen eine negative Bedeutung hat, scheint dies für die „UV-Strahlung“ der Sonne nicht zu gelten.

## Der schwarze Hautkrebs

Vor allem gefürchtet ist der schwarze Hautkrebs, das maligne Melanom. Vor zwanzig Jahren noch eine Seltenheit, nimmt die Häufigkeit rasant zu. Schon junge Menschen können betroffen sein. Verantwortlich ist das veränderte Freizeitverhalten. Besonders gefährdet sind Menschen, die sich wiederholt starker Sonnenbestrahlung aussetzen.

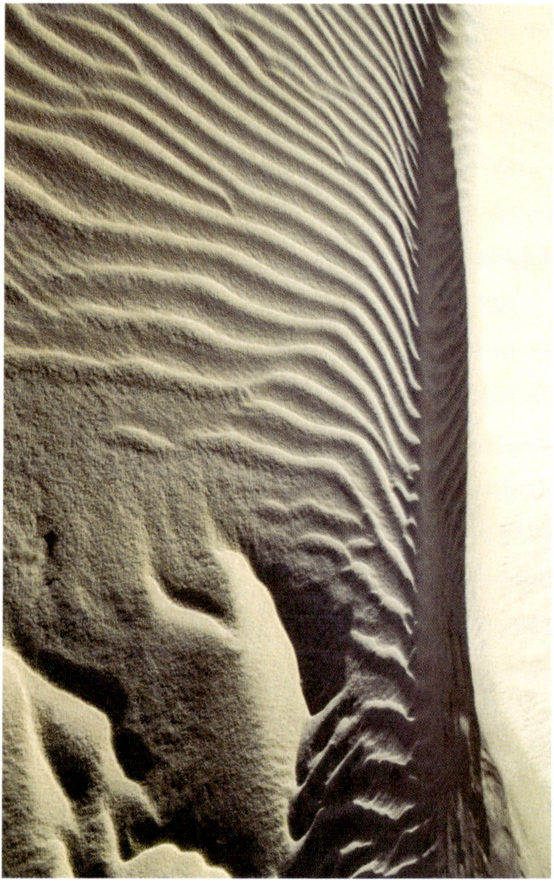

Besonders hellhäutige Menschen müssen sich vor zu intensiver Sonnenbestrahlung schützen. Mit jedem durchgemachten Sonnenbrand steigt das Risiko. Als Maß für die „erlittene" Sonnenbestrahlung eines Hautareals gilt die Anzahl von Pigmentflecken, Naevi genannt. Das Melanom geht von den Pigmentzellen aus. Diese bilden bei UV-Bestrahlung das Melanin, einen braunen Farbstoff, der die unteren Zellschichten der Haut vor UV-Licht schützt. Häufig zeigt das Melanom ein äußerst rasches Wachstum. Nur wenn es in einem sehr frühen Stadium entdeckt wird, kann es durch eine lokale chirurgische Behandlung entfernt und geheilt werden. Verdächtige Hautveränderungen, insbesondere solche, die sich rasch verändern, sollte man unbedingt dem Arzt zeigen.
Neben dem aggressiven schwarzen Hautkrebs können auch andere Hautkrebse auftreten. Das Basaliom kommt recht häufig vor, besonders bei älteren Menschen, die sehr viel der Sonne ausgesetzt waren. Bevorzugt findet es sich auf den „Sonnenterrassen" im Gesicht, beispielsweise über den Wangenknochen, auf der Nase, an der Stirn oder auch am Rücken. Es wächst in der Regel langsamer als das Melanom. So lange es klein ist, kann es je nach Lokalisation häufig mit Laser oder gar mit lokalen Zytostatikasalben behandelt werden. Ob es sich aber bei einer Hautveränderung wirklich um ein Basaliom und nicht um den selteneren bösartigeren Stachelzellkrebs handelt, kann nur der Arzt entscheiden. Tipps zum Umgang mit der Sonne und Solarien finden Sie im Kapitel Haut (Seite 194).

Weitere Infos:
www.unserehaut.de

## Hautveränderungen frühzeitig entdecken

Einmal pro Jahr die Haut auf Veränderungen absuchen

Man sollte einmal im Jahr seine Haut auf Veränderungen absuchen, vor allem, wenn man sehr hellhäutig ist und sich oft der Sonne ausgesetzt hat. Verdächtige Hautstellen sollte man dem Arzt zeigen.

## Gehen Sie kein Risiko ein

Wenige Symptome weisen direkt auf eine Krebserkrankung hin. Die meisten Symptome können auch bei gutartigen Krankheiten vorkommen. Dies macht eine Unterscheidung oft schwierig.
Da die Aussicht auf eine erfolgreiche Behandlung bei einer frühzeitigen Diagnose besser ist, sollten unklare Symptome nicht ignoriert werden.
Die wichtigsten Symptome, die rechtzeitig ärztlich abgeklärt werden sollten, sind in nebenstehendem Kasten aufgeführt. Klarheit bringt eine Untersuchung beim Arzt.

Weitere Informationen: Broschüre „Männer und Krebs" der Österreichischen Krebshilfe unter www.krebshilfe.net

**Krebs beim Mann**

Ich habe Schwierigkeiten beim Schlucken.

Ich bin immer heiser.

Mein Stuhlgang hat sich verändert.

Ich habe deutlich an Gewicht verloren und weiß nicht, warum.

Ich habe Schwierigkeiten beim Wasserlassen.

Ich habe Blut im Urin.

Ich habe eine ungewöhnliche Verhärtung im Hoden.

Ein Hoden ist dauernd geschwollen.

Ich habe einen vergrößerten Lymphknoten entdeckt (kann überall am Körper auftreten).

Ich habe eine Hautveränderung, die nicht heilt (kann überall am Körper auftreten).

Quelle: www.krebshilfe.de

**Wann sollten Sie zum Arzt?**

A wie Asymmetrie. Ein Muttermal mit unregelmäßiger, nicht runder Form.

B wie Begrenzung. An den Rändern scheint das Pigmentmal auszulaufen, es ist uneben, rauh und zackig.

C wie Colour. Das Mal ist an einigen Stellen heller oder dunkler.

D wie Durchmesser. Male mit einem Durchmesser von mehr als fünf Millimetern sollen in jedem Fall beachtet werden.

E wie Entwicklung. Veränderungen in Größe, Farbe und Dicke beachten.

Quelle: Schweizerische Krebsliga

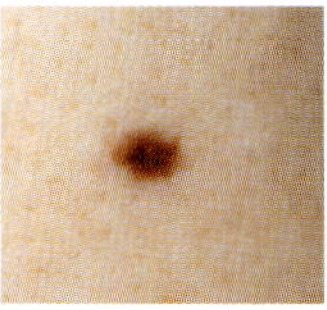

Harmloses Pigmentmal

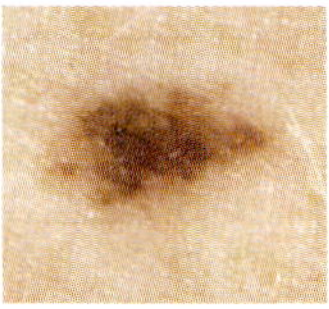

Verdächtiges Pigmentmal, dem Dermatologen zeigen

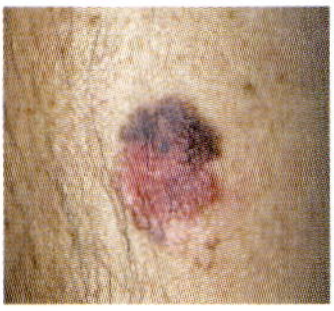

Bösartiges Melanom, in Form und Farbe unregelmäßig, muss sofort behandelt werden

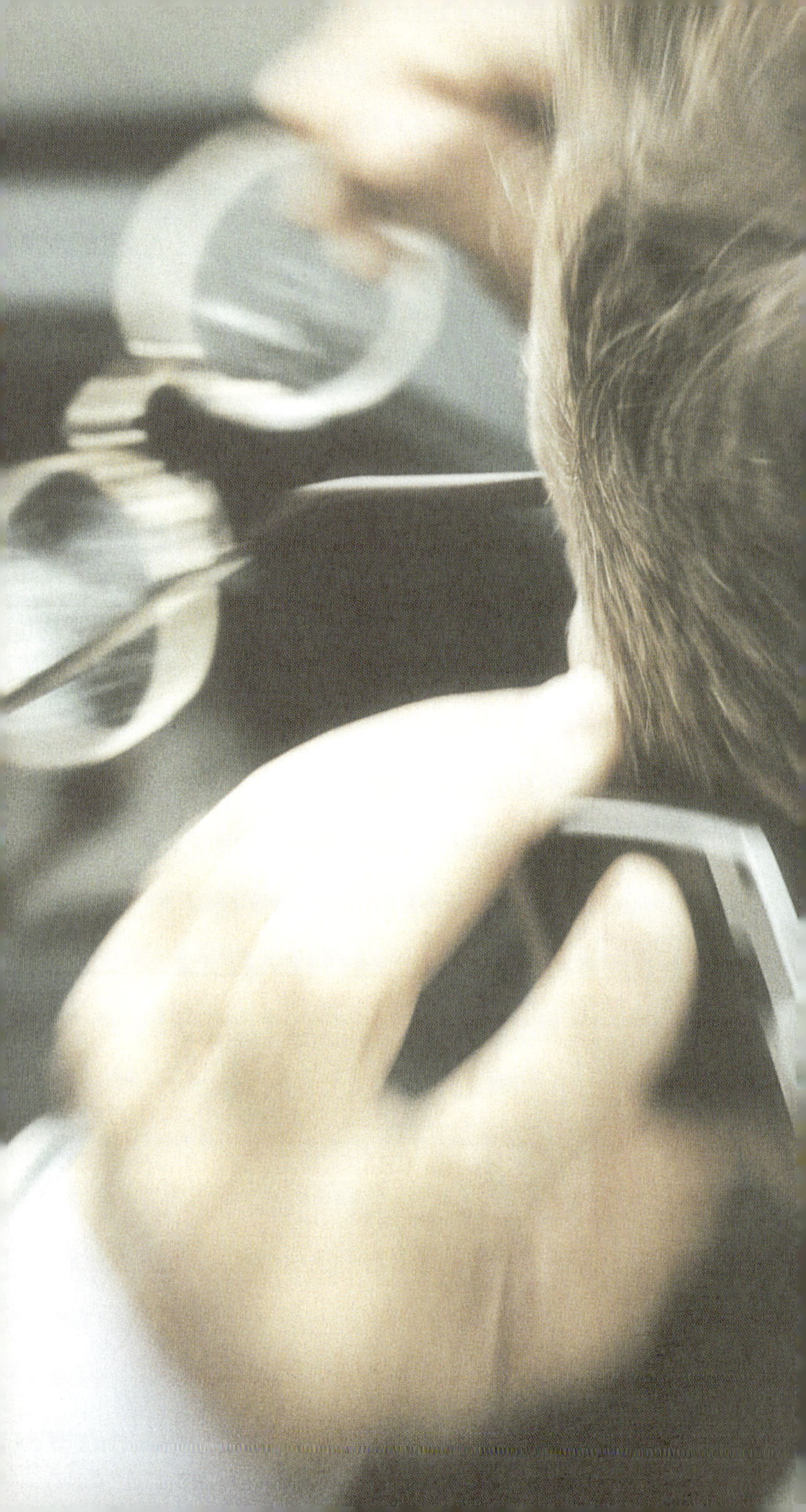

# Auch der Geist braucht Pflege

- Zufriedenheit in der Lebensmitte
- Sanfter Ausstieg aus dem Berufsleben
- Mit gutem Gefühl älter werden
- Fit im Kopf
- Wechselspiel von Körper und Psyche
- Schlafen Sie gut!
- Entspannen Sie sich
- Bin ich depressiv?

7

# Auch der Geist braucht Pflege

## Mut zur Lebensmitte

Jedes Alter hat seine eigenen Herausforderungen. Zwischen dem 40. und 50. Lebensjahr ziehen die meisten Menschen eine Bilanz ihres bisherigen Lebens und prüfen, ob sich die eigenen Erwartungen erfüllt haben. Männer verbringen oft einen wichtigen Teil ihres Lebens im Beruf. Es ist wichtig, seine reale berufliche Situation mit den Idealvorstellungen des jungen Erwachsenenalters zu versöhnen. In der Lebensmitte muss man sich oft

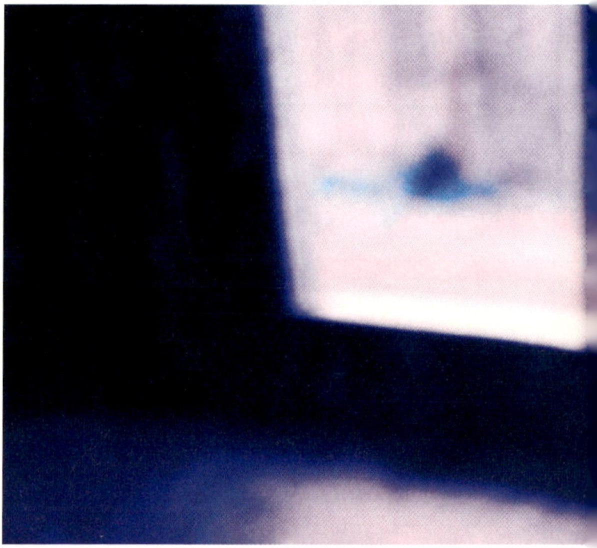

damit auseinander setzen, dass ein weiteres berufliches Weiterkommen meist nur noch schwierig zu realisieren ist. Vielleicht bestehen bereits Konkurrenzsituationen oder gar Konflikte mit ehrgeizigen jüngeren Kollegen.
In diesem Lebensabschnitt zeigen sich häufig auch Erfolg oder Misserfolg der sozialen Bindungen. Wie die Beziehung zur Partnerin oder Freunden gestaltet werden konnte und ob eine gute Integration in einem sozialen Umfeld besteht, ist wichtig für die Lebenszufriedenheit. Dabei haben gerade verheiratete und beruflich belastete Männer im Durchschnitt deutlich weniger und oft auf die Familie beschränkte tragfähige und emotional stützende Beziehungen.
Für viele fällt in diese Phase des Lebens auch das Erwachsenwerden und der Weggang der Kinder von zu Hause. Die Familie ist wieder auf die Zweierbeziehung reduziert, die jetzt ihre Tragfähigkeit neu beweisen muss.

## Sanfter Ausstieg aus dem Berufsleben

Schon Jahre vorher sollte man an Ruhestand denken. Der Verlust der bisherigen beruflichen Position und der sozialen Interaktionen, die in der Regel mit gesellschaftlicher Anerkennung verbunden sind, verändert das ganze bisherige Rollengefüge. Der soziale Kreis der Arbeitskollegen geht verloren. Der bisherige Lebensrhythmus fällt weg. Wer bisher immer zur Arbeit fuhr, verbringt jetzt einen großen Teil der Zeit zu Hause, das Zusammenleben mit der Partnerin wird enger, vielleicht zu eng. Bei der Neugestaltung der Zeit wird man sich überlegen, welche Aktivitäten man gemeinsam betreiben will und wie jeder seinen Freiraum behalten kann.
Häufig überschätzt man die Flexibilität im Alter. Man glaubt, sich auch erst nach der Pensionierung einen Freundeskreis aufbauen oder ein ganz neues Hobby entwickeln zu können. Sein Glück im Ausland zu finden, ist oft besonders schwierig und kann in die Vereinsamung führen. Ein Wohnortswechsel, nachdem die Kinder ausgezogen sind, ist generell nicht einfach.
Die beiden Extreme – Resignation oder Idealisierung des Alters – sind keine guten Ratgeber in dieser Lebensphase. Es wird nicht alles schlechter, aber man kann auch nicht alles nachholen, was man glaubt, verpasst zu haben.

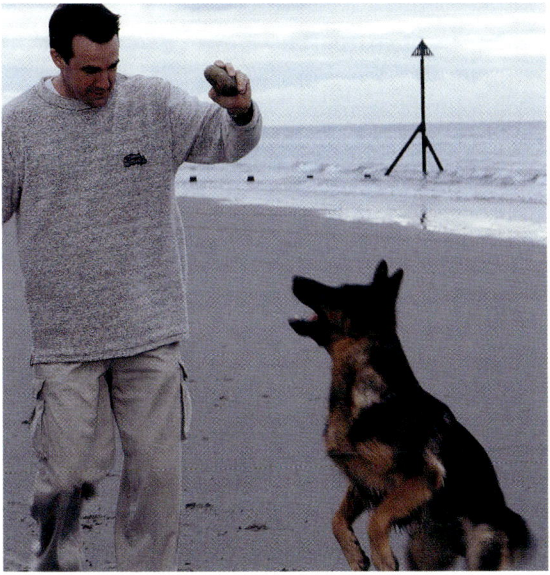

## Mit gutem Gefühl älter werden

Irgendwann machen sich bei jedem Menschen gewisse Leistungseinschränkungen bemerkbar. Das Bild des älteren Mannes in der Gesellschaft schwankt vom vitalen Golfspieler bis zum pflegebedürftigen Greis. Will man dem gängigen Jugendlichkeitswahn nacheifern und treibt exzessiv Leistungssport, gefährdet man sich oft selbst. Aber auch eine resignierte Haltung ist wenig hilfreich. Wichtig wäre es, das Alter zu akzeptieren und auch gewisse körperliche und psychische Einbußen anzunehmen, gleichzeitig aber an der Aufrechterhaltung aller Funktionen zu arbeiten. Denn regelmäßiges Training, körperlich und geistig, trägt entscheidend zu einem positiven Lebensgefühl bei. Schön ist es, wenn man auch den späteren Lebensjahren positive Seiten abgewinnt.

# wege zu sich selbst

Setzen Sie sich bequem auf einen Stuhl, Rücken gerade, Füße etwa hüftbreit auf den Boden, legen Sie die Hände auf Ihre Oberschenkel. Suchen Sie sich eine Position, in der Sie stabil sitzen. Schließen Sie die Augen und atmen Sie ruhig ein und aus.

Konzentrieren Sie sich auf Ihre Beine und stellen Sie sich vor, wie diese langsam schwerer werden. Sagen Sie sich in Gedanken: „Meine Beine sind angenehm schwer und strömend warm." Sagen Sie sich das so lange, bis Sie einen merklichen Effekt spüren. Dann konzentrieren Sie sich auf Ihre Arme: „Meine Arme sind angenehm schwer und strömend warm." Im nächsten Schritt stellen Sie sich einen Punkt in Ihrem Bauch vor, Ihren Mittelpunkt: „Mein Mittelpunkt ist strömend warm."

Genießen Sie den Zustand von Entspannung und gleichzeitiger Energiebewegung. Wecken Sie sich, indem Sie zunächst Füße und Hände leicht bewegen, dann Arme und Beine strecken.

7

# Fit im Kopf

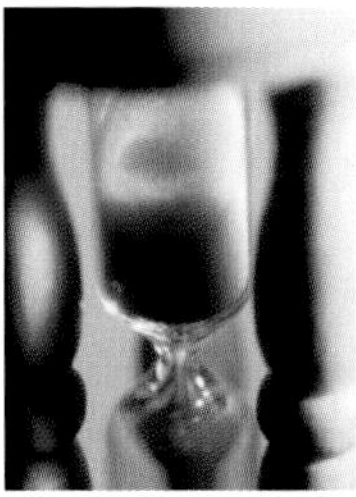

Das Gehirn kann bis ins hohe Alter leistungsfähig bleiben - vorausgesetzt, man nutzt es

Die Hirnleistungsfähigkeit verändert sich mit den Jahren. Nicht alle Funktionen nehmen zwangsläufig mit dem Alter ab. Zudem bestehen große individuelle Unterschiede von Mensch zu Mensch.
Im Zentrum der Betrachtung stehen immer wieder die Gedächtnisleistungen. Das Gedächtnis ist keine passive Ablage von Informationen. Vielmehr werden in einem mehrstufigen Vorgang alte Informationen immer wieder neu bearbeitet, umgeformt und mit neuen Eindrücken verknüpft. Die abgespeicherten Informationen müssen vom Gehirn aktiv gesucht werden. Dieser Prozess nimmt im Alter mehr Zeit in Anspruch.
Vor allem die geschwindigkeitsabhängigen Funktionen sind im Alter beeinträchtigt. Die Reaktionsgeschwindigkeit, die Informationsaufnahme und -verarbeitung werden langsamer. Der Wechsel zwischen verschiedenen Aufgaben fällt schwerer. Am ehesten kommt es zu Einbußen bei Leistungen unter Zeitdruck oder wenn mehrere Aufgaben gleichzeitig gestellt werden.
Es gibt aber auch Funktionen, die bei vielen Menschen im höheren Alter keine Einbußen zeigen. Bei Aufgaben, bei denen Erfahrung wichtig ist, werden auch im späteren Leben gute Leistungen erbracht. Auch langfristig aufgebautes Wissen, zum Beispiel der Wortschatz, logisches Denken und die Fähigkeit zum Lernen, werden kaum beeinträchtigt.

## Wechselspiel von Körper und Psyche

Zwischen Psyche und Körper bestehen viele Wechselwirkungen. Dass sich eine unterstützende positive Umgebung günstig auswirkt, kann man sogar messen. Zum Beispiel zeigten Testpersonen bei einer schwierigen Aufgabe einen tieferen Blutdruck, wenn sie freundlich und wohlwollend behandelt wurden, als wenn sie auf sich allein gestellt waren.

Der Zusammenhang zwischen psychischer Verfassung und dem Entstehen somatischer Krankheiten ist komplex. Schwere psychische Belastungen führen nicht einfach zu einer bestimmten körperlichen Erkrankung. Allerdings begünstigen psychische Störungen das Entstehen verschiedener Krankheiten. So ist zum Beispiel das Risiko eines Herzinfarkts bei Männern mit lange dauernden depressiven Störungen erhöht.

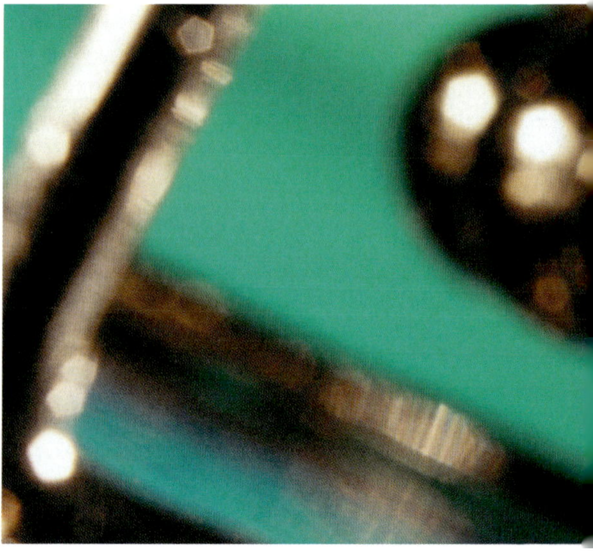

Der Mensch registriert viele Impulse des Körpers meist nur unbewusst. Immer wieder verspürt man irgendwelche Körpervorgänge: Herzklopfen, Verstopfung, Stiche im Bauch, Rückenschmerzen. Unter psychischer Belastung werden solche Veränderungen intensiver wahrgenommen und häufiger als bedrohlich erlebt.
Nehmen solche Symptome, wie zum Beispiel Rücken-, Bauch- oder Kopfschmerzen, ein bestimmtes Ausmaß an und ist der Patient beunruhigt, müssen sie abgeklärt werden. Wenn sich keine fassbare Ursache findet, heißt das nicht, dass die Sache für den Patienten erledigt ist. Auch wenn die Beschwerden nicht gefährlich sind, beeinträchtigen sie doch die Lebensqualität beträchtlich. Diese Beschwerden sind nicht selten. In einer großen deutschen Studie an berufstätigen Männern wurde gezeigt, dass Beschwerden umso häufiger sind, je stärker die Angst um den Arbeitsplatz ist.

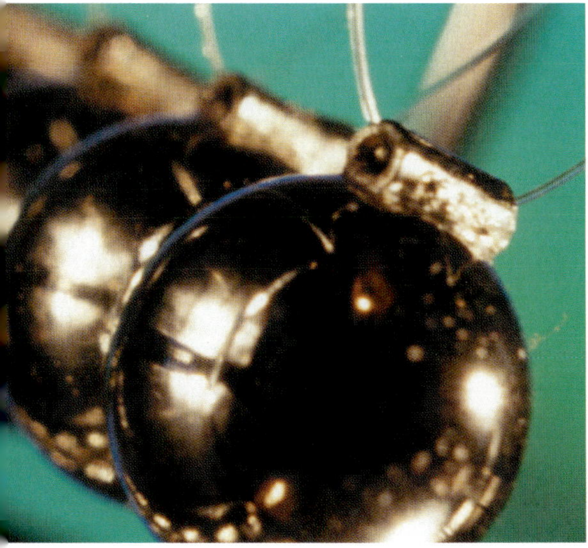

## Schlafen Sie gut!

Ein guter Schlaf ist wesentlich für das körperliche Wohlbefinden. Ein Erwachsener schläft durchschnittlich zwischen sieben und acht Stunden. Manche Menschen fühlen sich nach fünf Stunden ausgeschlafen, andere brauchen zehn Stunden. Man kann die notwendige Schlafdauer nicht ohne Folgen über längere Zeit unter- oder überschreiten. Schläft man über mehrere Nächte zu wenig, fühlt man sich erschöpft. Schläft man zu lange,

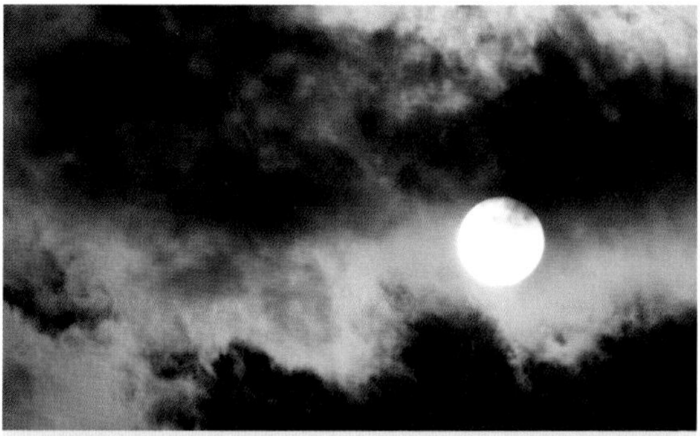

**Für bessere Nachtruhe**

- Regelmäßige Schlafzeiten helfen, die innere Uhr zu programmieren. Hilfreich ist auch, sich am Morgen hellem Licht auszusetzen.
- Körperliche Aktivität führt zu Müdigkeit, die sich positiv auf den Schlaf auswirkt. Ungünstig ist Anstrengung weniger als 3 Stunden vor der Schlafenszeit.
- Koffein ist ein Stimulans und verhindert oft das Einschlafen. Es braucht etwa vier Stunden, bis im Blut die Koffeinspiegel auf die Hälfte sinken.
- Alkohol hilft beim Einschlafen, stört aber den REM- und den Tiefschlaf, die für die Erholung entscheidend sind.
- Entspannende Tätigkeiten vor dem Schlafen statt Aufregung erleichtern das Einschlafen.

wird die Schlafqualität schlechter, man wacht häufiger auf, besonders in den Morgenstunden.
Der gesunde Schlaf hat verschiedene Stadien, die nach einem typischen Muster ablaufen. Sie weisen eine unterschiedliche Schlaftiefe auf.
In den Schlafstadien 1 und 2 ist der Schlaf oberflächlich. Man ist leicht weckbar. Erwacht man aus dem Stadium 1, vermag man sich noch an gewisse Eindrücke der Umgebung zu erinnern. Der erholsame Tiefschlaf findet in den Stadien 3 und 4 statt. Wird man dann geweckt, ist man nicht sofort wach, man braucht eine gewisse Zeit, um sich zurechtzufinden. Während des REM-Schlafs (er hat seinen Namen von den typischen schnellen Augenbewegungen = rapid eye movement) träumt man. Nur wenn man während oder unmittelbar nach dieser Schlafphase erwacht, kann man sich an den Traum erinnern.
Das Schlafmuster verändert sich mit zunehmendem Lebensalter. Die Gesamtschlafzeit bleibt in etwa gleich. Doch nimmt die Schlafqualität häufig ab, man wacht öfter auf und die Tiefschlafphasen werden kürzer. Das ist aber in der Regel nicht behandlungsbedürftig. Probleme treten erst auf, wenn man die Erwartungshaltung hat, dass der Schlaf genau so sein muss wie früher. Es besteht die Gefahr, dass man den Schlaf mit einer medikamentösen Behandlung zu erzwingen beginnt.
Bestehen die Schlafstörungen längere Zeit und sprechen sie nicht auf einfache Maßnahmen an, sollte man einen Arzt aufsuchen.

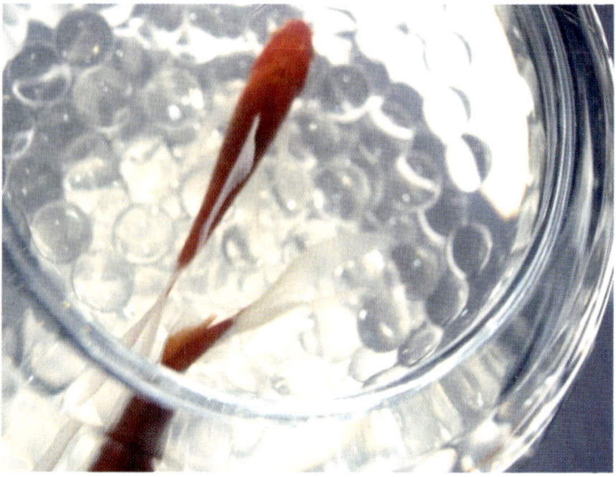

## Entspannen Sie sich

Stress ist ein oft beanspruchter Begriff und wird in ganz unterschiedlichen Bedeutungen verwendet. Nicht jeder versteht das Gleiche darunter. Wir unterscheiden grundsätzlich Eustress (guten Stress) und Disstress (schädlichen Stress). Eustress bedeutet Anforderungen im Alltag, die das Leben spannend machen: Ein bisschen Aufregung oder eine Herausforderung im Beruf oder in der Freizeit reißen uns aus dem Alltagstrott. Wichtig ist, dass wir uns nach Phasen mit viel Stress auch wieder Entspannung und Erholung gönnen.

Zu Disstress führen zu hohe oder zu lange dauernde Anforderungen, zu hoher Zeitdruck, zu hohe Verantwortung oder auch zu geringe Entscheidungskompetenz. Eine feindselige Umgebung, die negative Gefühle wie Angst vor Versagen oder Zurückweisung nährt, wird die Belastung noch erhöhen. Stress kann in jeder Funktionsstufe auftreten. Der Chef leidet unter der Verantwortung, der Untergebene unter der Arbeitsbelastung, vielleicht

auch unter mangelnder Entscheidungsbefugnis und dem Gefühl des Ausgeliefertseins. Auch Belastungen in der Partnerschaft können zu Disstress führen und zudem die Stresstoleranz senken.
Sobald der Stress chronisch besteht, die Belastungen nicht reduziert werden können und die Erholungsphasen nicht mehr ausreichen, werden auch Erkrankungen häufiger. Männer äußern seltener klar erkennbar psychische Probleme, viele erkranken körperlich. Am häufigsten sind Herz-Kreislauf-Erkrankungen.
Für die Bewältigung des Stresses sind äußere und innere Faktoren wichtig: die Belastungen abbauen und eine innere Distanz entwickeln.

- Nein sagen können: Gerade wenn die Anforderungen hoch sind, wird man es nie allen recht machen können. Man muss sich bewusst werden, dass man die Leistung auf Dauer nur erbringen kann, wenn man sich Ruhepausen gönnt.
- Akzeptieren, was sich nicht ändern lässt: Wer beispielsweise im Stau steht, kommt nicht schneller vorwärts, wenn er sich aufregt. Diese Situation lässt sich auf viele Bereiche übertragen.
- Seine Zeit einteilen: Auch bei großer beruflicher Belastung müssen freie Zeiten eingeplant werden. Bei der Tagesplanung darf nicht jede Minute verplant sein, Unvorhergesehenes muss seinen Platz haben. Um ein besseres Zeitmanagement zu erlernen, gibt es eine Reihe guter Ratgeberbücher.
- Eine übermäßige Arbeitsbelastung kann nur kurzfristig durch Mehrarbeit aufgefangen werden. Es ist keine Dauerlösung!
- Prioritäten setzen: Einige wichtige Dinge müssen rasch erledigt werden, vieles lässt sich planen.

## Nicht ausbrennen lassen

Viele starten mit Begeisterung und Idealismus ins Berufsleben. Vom Burn-out sind besonders engagierte und motivierte Personen betroffen. Großes individuelles Interesse und Tatendrang sowie hohe Erwartungen an sich selbst führen zu immer stärkerem Einsatz, Überstunden werden geleistet. Schließlich werden eigene Bedürfnisse vernachlässigt. Der Wunsch nach Entspannung und Sozialkontakten sinkt. Häufig werden hier mahnende Stimmen ignoriert, da man sich ja zunächst gut fühlt. Bei erhöhter Belastung beginnen viele, sich mit Kaffee oder Nikotin über die Runden zu helfen, um die Müdigkeit zu vertreiben oder sich mit Alkohol oder Schlafmitteln wieder zu beruhigen.

Die Arbeitsbelastung wird zu groß, es kommt zu Fehlleistungen, zu Unpünktlichkeit oder Verwechslung von Terminen. Auch körperliche Beschwerden können auftreten. Setzt jetzt keine Umkehr ein, verstärken sich Konflikte am Arbeitsplatz und im Privatleben. Beziehungen sind gestört. Soziale Kontakte werden als belastend erlebt.

Dieser Zustand kann sich weiter verschlimmern. Der Betroffene fühlt sich innerlich leer und hat das Gefühl, nur noch automatisch zu funktionieren. Einige Personen zeigen erhöhte Reizbarkeit und Wutattacken, andere werden schweigsam und psychisch abwesend. Wenn es jetzt nicht gelingt, die Situation zu verbessern, sei es durch Reduktion der Belastung, eine bewusstere Gestaltung des Lebens, die Annahme von Unterstützung durch die Umgebung oder auch durch ärztliche Hilfe, droht eine totale Erschöpfung oder eine Depression.

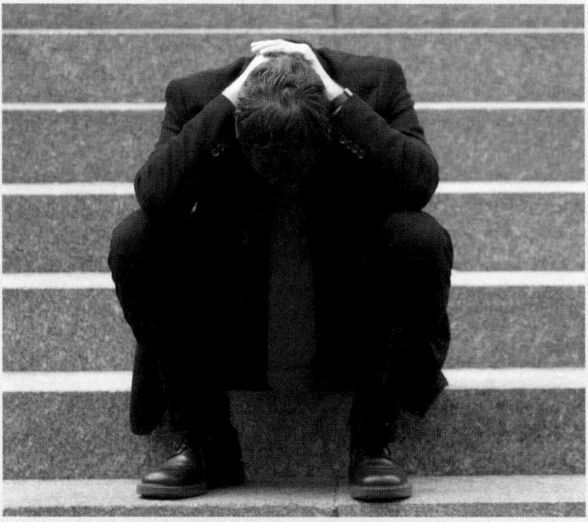

Ein Burn-out kann sich unterschiedlich äußern: innere Leere oder erhöhte Reizbarkeit.

**Hormone und Stress**

- Bei stressigen Situationen schießt Adrenalin ins Blut. Puls und Blutdruck steigen, die Atmung wird beschleunigt.
- Auch das Hormon Cortisol wird ausgeschüttet. Es hat einen dämpfenden Einfluss auf das Immunsystem.

**Stressfaktor – Angst um den Job**

In einer Untersuchung an über 2000 Berufstätigen in Lausanne (Schweiz) hatten 10 % eine starke und 20 % eine mittelstark ausgeprägte Angst um ihren Arbeitsplatz. Personen mit Angst um den Job zeigten deutliche Störungen ihrer Gesundheit oder Befindlichkeit. Sie litten im Vergleich zu Personen mit sicherem Job doppelt so häufig an Rückenschmerzen, nahmen doppelt so oft Beruhigungstabletten und gingen mehr als dreimal seltener zum Arzt, aus Sorge vor dem Fehlen am Arbeitsplatz.

# Bin ich depressiv?

Depression ist eine Krankheit und kein Zeichen von Schwäche

Männer fühlen sich gesünder als Frauen, obwohl sie früher sterben, sich doppelt so oft umbringen und dreimal so häufig alkoholkrank werden. Diese Diskrepanz zu interpretieren, ist nicht einfach. Kümmern sich Männer noch weniger um ihr psychisches Wohlergehen als um ihre körperliche Gesundheit?
Etwa 10 bis 15 % der Bevölkerung erkranken einmal oder mehrmals an einer Depression. Leichtere, aber vielleicht trotzdem behandlungsbedürftige depressive Verstimmungen sind häufiger.
Eine Depression kann spontan ohne äußeren Anlass auftreten. Jedoch gibt es häufig Lebenssituationen, die das Entstehen dieser Krankheit fördern, beispielsweise eine Krankheit, der Verlust der Partnerin durch Tod oder Scheidung oder berufliche Probleme.
Bei einer Depression finden sich gedrückte Stimmung, verminderter Antrieb und Interesselosigkeit in Beruf und Freizeit. Nicht selten sind diese Symptome morgens ausgeprägter, man spricht vom Morgentief. Daneben sind

**Wie äußern sich Depressionen?**

- Reizbarkeit, Verstimmung und Aggressivität
- Konzentrations- und Gedächtnisstörungen
- geringere Impulskontrolle
- Vorwürfe an soziale Umgebung
- geringere Stresstoleranz
- verstärkter Alkohol- und Nikotinmissbrauch
- hohes Selbstmordrisiko
- Antriebslosigkeit
- Libidoverlust

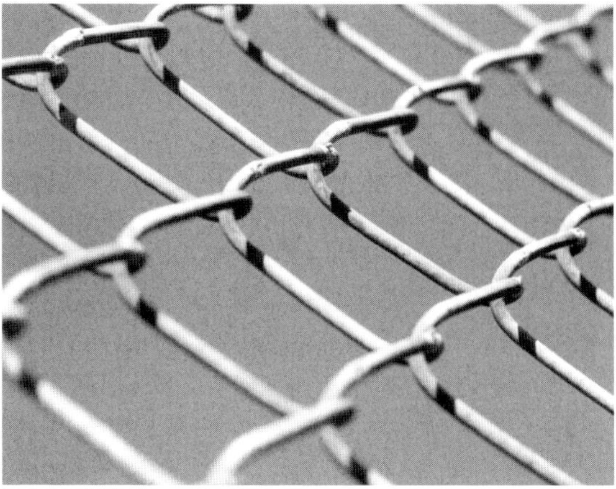

Depression - Zusammenreissen hilft nicht

auch Konzentrationsstörungen, Schlaflosigkeit, verminderte Libido und erhöhte Ermüdbarkeit häufig.
Die Depression kann sich auch in körperlichen Symptomen wie Herz- oder Magen-Darm-Beschwerden, Rücken- oder Kopfschmerzen äußern. Nicht selten werden dann intensive medizinische Abklärungen vorgenommen und die zu Grunde liegende Depression vielleicht nicht erkannt. Bei Männern kann sich die Depression auch in Reizbarkeit, Verstimmung, Aggressivität, einer geringeren Impulskontrolle und Schuldzuweisungen an die Umgebung äußern. Die Umgebung reagiert verständlicherweise mit Ablehnung. Die Depression als Ursache der Verstimmung wird nicht erkannt. Zusätzlich zur Krankheit kommen Probleme in Partnerschaft und Familie. Statt auf Hilfe stoßen depressive Männer auf Ablehnung.
Gut gemeinte Ratschläge der Umgebung werden auch oft als frustrierend empfunden. Der Aufforderung, „sich zusammenzureißen" oder „mal was anderes zu tun", kann man aus eigener Kraft nicht Folge leisten. Auch wenn

man nach außen gefasst oder gar ausgeglichen zu wirken versucht, überdeckt dies vielleicht nur eine innere Leere.
Oft versuchen depressive Männer auch mit Alkohol oder anderen Substanzen ihre quälenden Symptome zu betäuben. Dies schafft für sie dann weitere Probleme.
Ärztliche Hilfe wäre nötig. In der tiefen Depression beurteilt der Patient die Situation oft als auswegslos. Wenn sich die depressiven Symptome verringert haben, erscheint die Lebenssituation oft deutlich positiver. Die Therapie der Depression beinhaltet meist zwei Wege, Medikamente und eine stützende Gesprächs- oder Psychotherapie. Antidepressive Medikamente helfen meistens, die quälenden Symptome des Patienten zu bessern, und schaffen meist auch eine günstigere Voraussetzung für eine Gesprächs- oder Psychotherapie. Diese kann auch bei dafür ausgebildeten Hausärzten durchgeführt werden. Sie beinhaltet eine Diskussion der wichtigsten Alltagsprobleme. Auch wird versucht, eine negative Bewertung der eigenen Person und der Umgebung zu korrigieren. Strategien zur besseren Bewältigung der beruflichen und familiären Anforderungen sollten erlernt werden. Doch Männer gehen seltener zum Arzt.
Viele Eigenschaften, die Männern zugeschrieben werden, die für ein Weiterkommen im Beruf und für Erfolg im Leben wichtig sind, können sich bei einer Krankheit auch negativ auswirken:

- mutig sein → keine Angst haben
- cool sein → sich keine Gefühle anmerken lassen
- selbstbewusst sein → niemand anderen brauchen
- hart sein → Schmerzen ignorieren oder ertragen
- souverän sein → Frustrationen wegwitzeln oder runterspülen

## Zu viele Selbstmorde

Männer sterben viel häufiger durch einen Selbstmord als Frauen. Besonders gefährdet sind Männer nach einer Scheidung oder bei Arbeitslosigkeit. Männer können ihre Schwächen schlechter artikulieren und ziehen sich innerlich zurück.

Der Selbstmord wird gewählt, um einer aktuell unerträglichen Situation zu entfliehen. Gerade bei einer Depression scheint ein Ausweg nicht möglich. Hellt sich die Depression allerdings unter der Therapie auf, kann die Situation wieder realistischer gesehen und das Problem oft konstruktiv gelöst werden.

Man beginnt, das Problem der Depression beim Mann zu erkennen und darüber aufzuklären.

## Schlechter Berater: Alkohol

Nach einem anstrengenden Tag vermag ein Drink am Abend vielleicht die Anspannung zu lösen. Doch dies ist keine Dauerstrategie. Wird der Alkohol mit dem Ziel konsumiert, Angst zu lösen oder ein bestimmtes angenehmes Gefühl hervorzurufen, besteht die Gefahr, dass sich daraus eine Abhängigkeit entwickelt.

Alkohol hilft nicht gegen Stress

Alkoholprobleme sind die häufigste psychische Störung bei Männern. Etwa 2 bis 3 % der Männer sind in Deutschland alkoholabhängig, rund 20 % trinken in ungesunden Mengen, entweder mehr als 3 Standarddrinks pro Tag oder als „Rauschtrinker“ mindestens zweimal pro Monat mehr als 4 Standarddrinks pro Gelegenheit. Dieses Verhalten erhöht die Gefahr von Krankheiten und Unfällen. Eine eigentliche Abhängigkeit besteht nicht, der Alkoholkonsum könnte (und sollte) aus eigener Kraft reduziert werden. Aber viele sind sich der Gefährlichkeit des übermäßigen Alkoholkonsums nicht bewusst. Was ist zu viel? Die CAGE-Testfragen geben einen Anhaltspunkt.

i Ein interaktiver Fragebogen findet sich auf www.netdoktor.de

## Wie misst man den Alkoholverbrauch?

Jedes Glas Alkohol enthält ungefähr 10 g Alkohol

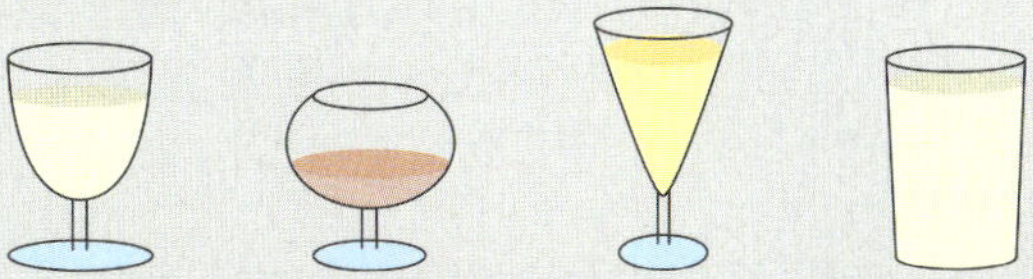

| | | | |
|---|---|---|---|
| 70 ml Aperitif zu 18° | 25 ml Digestif zu 45° | 100 ml Champagner zu 12° | 250 ml Apfelwein „trocken" zu 5° |

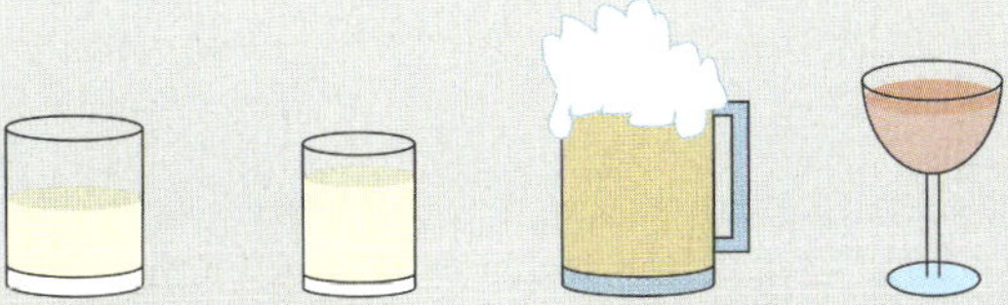

| | | | |
|---|---|---|---|
| 25 ml Whisky zu 45° | 25 ml Pastis zu 45° | 250 ml Bier zu 5° | 100 ml Rot- oder Weißwein zu 12° |

### Testfragen zum Alkoholkonsum nach CAGE

- C (Konsum reduzieren): Hatten Sie jemals das Gefühl, dass Sie Ihren Alkoholkonsum reduzieren sollten?
- A (aufgeregt): Hat es Sie schon aufgeregt, wenn andere Leute Ihr Trinkverhalten kritisierten?
- G (Gewissensbisse): Hatten Sie wegen Ihres Alkoholkonsums auch schon Gewissensbisse?
- E (Eye opener): Haben Sie jemals schon morgens zum Erwachen als erstes Alkohol getrunken, um Ihre Nerven zu beruhigen oder den Kater loszuwerden?

Wenn Sie eine Frage mit JA beantworten, könnte Ihr Alkoholkonsum problematisch sein. Bei drei JA-Antworten ist das sehr wahrscheinlich.

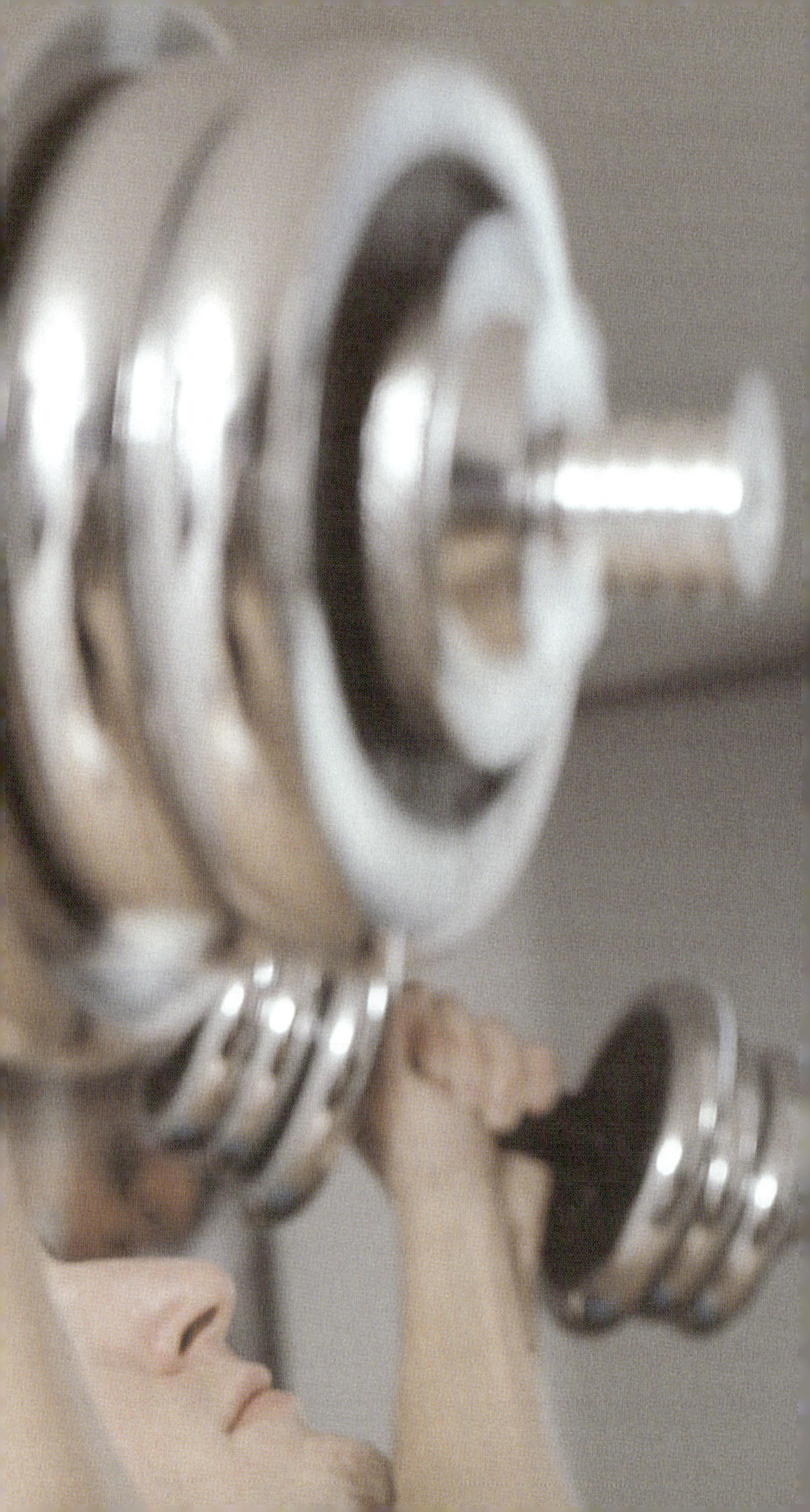

# Starke Männer – starke Knochen

- Aktiv gegen Osteoporose
- Gelenke werden anfällig
- Die leidigen Rückenschmerzen

8

# Starke Männer – starke Knochen

## Aktiv gegen Osteoporose

Ein komplex strukturiertes Netzwerk von Knochenbälkchen sorgt für die innere Festigkeit des Knochens. Während des ganzen Lebens wird der Knochen umgebaut, er wird gleichzeitig ab- und wieder aufgebaut. Überwiegen die Abbauprozesse, verliert der Knochen an Festigkeit, die Knochenbälkchen werden dünner und sind weniger miteinander vernetzt. Der Knochen wird brüchig.

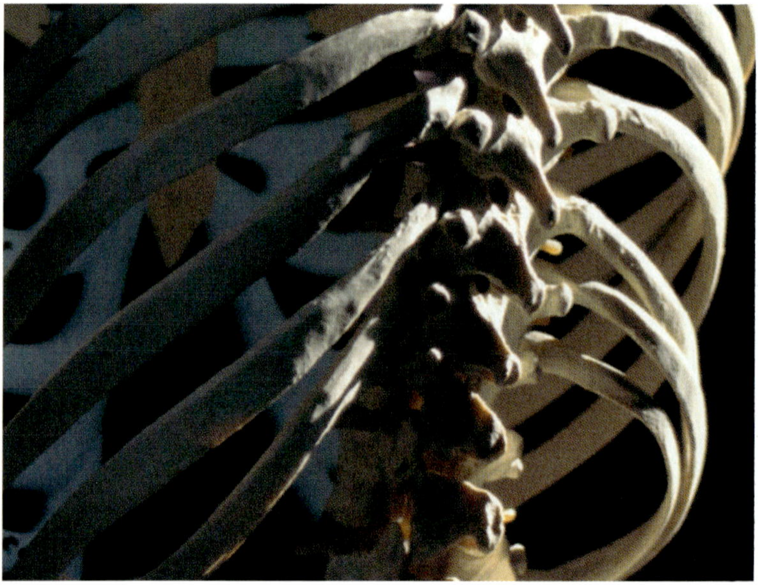

Die Osteoporose gilt als typische Krankheit der Frau. Das Risiko beim Mann wird aber unterschätzt, betroffen ist jeder 5. Mann. Knochenbrüche auf Grund einer Osteoporose führen häufig zu drastischen Einschränkungen der Selbstständigkeit und der Lebensqualität. Auch wenn dies häufig ein Problem des höheren Alters ist, wird der Grundstein für den gesunden Knochen schon viel früher gelegt.
Verschiedene Faktoren fördern eine Osteoporose. Frühere Kortisontherapie, übermäßiger Alkoholkonsum, Inaktivität und Hormonmangel sind die häufigsten Ursachen. Gerade das Testosteron hat einen wichtigen Effekt auf die Knochenstruktur. Bei ausgeprägtem Mangel wird Knochen abgebaut.
Die Knochendichte kann man anhand des Kalziumgehalts in einer speziellen Röntgenuntersuchung messen. Die Messung wird aber nicht grundsätzlich für alle Männer empfohlen, sondern nur bei Risikofaktoren. Ist ein Testosteronmangel Ursache der Osteoporose, wird man das Hormon ersetzen. Zudem gibt es heute Medikamente, die den Knochenabbau hemmen und die verbleibenden Knochenbälkchen härten.
Bei Osteoporose muss eine ausreichende Versorgung mit Kalzium und Vitamin D sichergestellt werden. Für Männer werden täglich 1200 bis 1500 mg Kalzium und 400 bis 800 IE Vitamin D empfohlen. Die besten Quellen sind kalziumhaltiges Mineralwasser und fettarme Milchprodukte. Benötigt wird auch Vitamin D, das bei Sonnenbestrahlung in der Haut gebildet wird.
Wichtig ist körperliche Bewegung. Diese fördert den Kalziumeinbau in den Knochen. Nur wenn der Knochen ausreichend belastet wird, kann die Knochenstruktur aufrechterhalten werden. Bei Astronauten, die längere

# wege zu sich selbst

Legen Sie sich bequem auf den Rücken. Schließen Sie die Augen und entspannen Sie sich.

Wandern Sie in Gedanken durch Ihren Körper hindurch. Nehmen Sie jedes Körperteil einzeln wahr: „Ich fühle meine Füße, ich fühle meine Waden, meine Oberschenkel ...", bis Sie am Kopf angelangt sind. Stellen Sie sich am Scheitel ein helles und wärmendes Licht vor. Lassen Sie dieses Licht um Ihren Körper herumfließen und spüren Sie die Wärme auf Ihrer Haut.

Genießen Sie für eine Weile die Entspannung und die Leichtigkeit. Dehnen und rekeln Sie sich noch im Liegen und stehen Sie dann langsam und leicht wieder auf.

8

Zeit in der Schwerelosigkeit verbracht haben, wird die Knochenstruktur trotz ausreichender Kalziumversorgung nachhaltig gestört.
Mit zunehmendem Alter nimmt auch die Elastizität der Sehnen und Bänder ab. Körperliche Aktivität kann auch diesen Alterungsprozess verlangsamen.

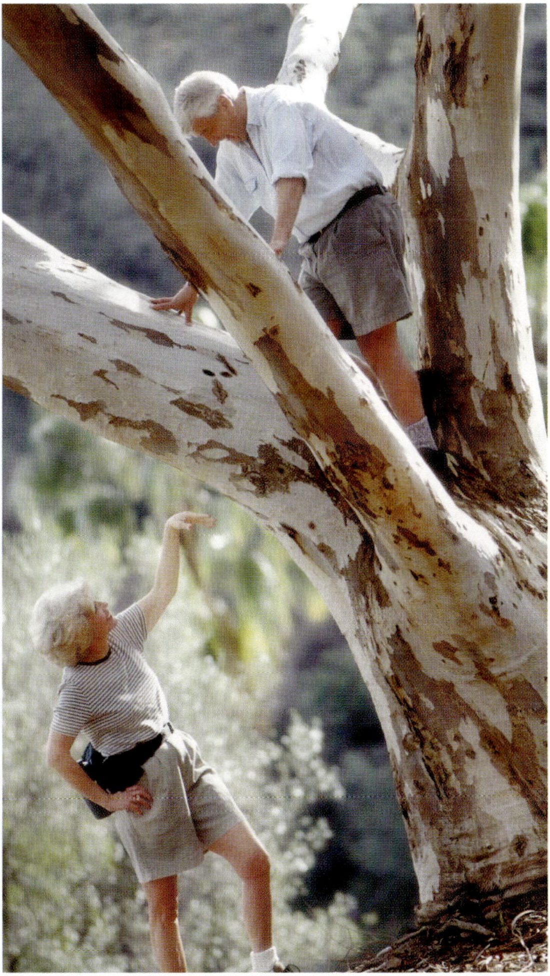

## Gelenke werden anfällig

Als natürliche Altersveränderung wird der Gelenkknorpel weniger elastisch und er nimmt auch an Höhe ab. Die vorher glatte Knorpeloberfläche wird rauer und kann einreißen, das Gelenk gleitet nicht mehr reibungsfrei.
Typisch für eine Arthrose ist der „Anlaufschmerz", das heißt am Anfang der Bewegung treten Beschwerden auf, die sich später verlieren und erst nach längerer Belastung wieder auftreten.
Jahrelange Über- oder Fehlbelastung kann den Knorpel schädigen. Schwere körperliche Arbeit und Verletzungsfolgen beispielsweise nach Bänderrissen oder Knochenbrüchen im Gelenksbereich fördern die Entstehung einer Arthrose. Starkes Übergewicht ist eine zusätzliche Belastung für die Gelenke, vor allem für die Knie. Daher ist ein gelenkschonendes Bewegungsprogramm und Gewichtskontrolle wichtig, um Arthrose zu verhindern oder möglichst lang hinauszuzögern.

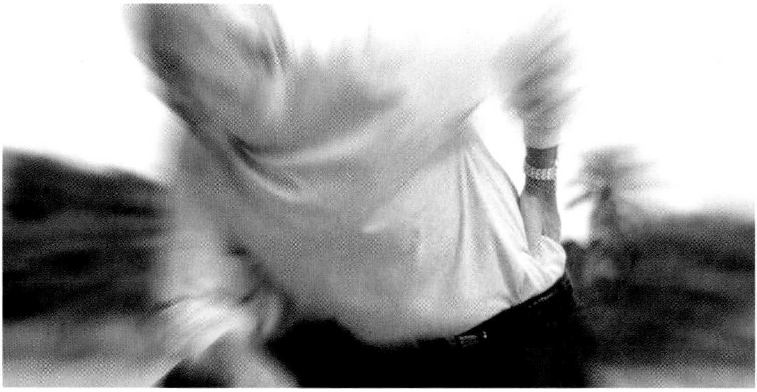

# Die leidigen Rückenschmerzen

Bis zu 75 % der Erwachsenen leiden irgendwann in ihrem Leben an Rückenschmerzen. Meist sind sie harmlos und verschwinden wieder.

## Akuter Rückenschmerz

Schmerzstillende und entzündungshemmende Medikamente können für eine erste Besserung sorgen. Akute Rückenschmerzen ohne Begleitsymptome, die nicht nach einem Unfall aufgetreten sind, können kurzfristig selbst behandelt werden. Bei längerem Anhalten der Beschwerden und dem Auftreten von Zusatzsymptomen sollte man einen Arzt aufsuchen.
Bei akutem Rückenschmerz wird man sich kurzzeitig schonen. Doch sollte man möglichst bald seine gewohnten Aktivitäten wieder aufnehmen. Längere Bettruhe führt zu geringerer Beweglichkeit in den Gelenken und zu einem Muskelverlust, was den Heilungsprozess stark behindert. Wichtig ist es, möglichst rasch mit einem körperlichen Aufbautraining zu beginnen.

## Vermeiden Sie die Rückenprobleme

Eine schlechte Körperhaltung fördert Rückenschmerzen. Schlaffe Rücken- und Bauchmuskulatur führen zu einer Veränderung der Statik. Das hohle Kreuz verstärkt sich, die belasteten Zwischenwirbelscheiben degenerieren. Die kleinen Wirbelgelenke werden arthrotisch. So wird die Beweglichkeit der Wirbelsäule eingeschränkt und der Platz für Rückenmark und Nerven reduziert. Der Druck auf diese empfindlichen Strukturen kann zu zusätzlichen Schmerzen führen.

Mit dem Älterwerden nimmt auch die Elastizität der Zwischenwirbelscheiben ab. Wenn Gewebe aus der Zwischenwirbelscheibe austritt und auf Nerven oder Rückenmark drückt, spricht man von einer Diskushernie. Das Auftreten von Rückenproblemen kann durch eine gut trainierte Rückenmuskulatur reduziert werden.

**Ein paar Tipps, um Rückenschmerzen zu vermeiden:**

| Befund bzw. Risikofaktoren | Abhilfe |
|---|---|
| Gesäßmuskeln und Muskeln auf der Rück- und Außenseite der Oberschenkel verkürzt | Dehnung dieser Muskelgruppen |
| Allgemeine Fitness vermindert | Körperliche Aktivität wie Treppengehen, Low-Impact-Aerobic, Schwimmen, Fahrradfahren |
| Ungeeignete Technik beim Lastenheben | Lernen, Lasten rückenschonend zu heben |
| Überlastung der Gelenke und ungünstige Körperhaltung durch Übergewicht | Gewichtsreduktion |

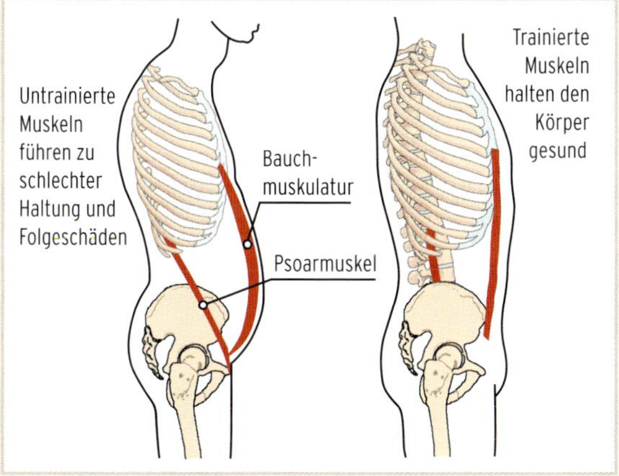


Bauch- und Psoarmuskel halten den Körper gerade

**Ein Drittel des Tagesbedarfs ist jeweils enthalten in ...**

- 1 Liter kalziumreiches Mineralwasser oder
- 40 ml Milch (Vollmilch und Magermilch) oder
- 100 g Käse oder
- 0,5 kg Vollkornbrot oder
- 0,5 kg Gemüse (Lauch, Fenchel etc.).

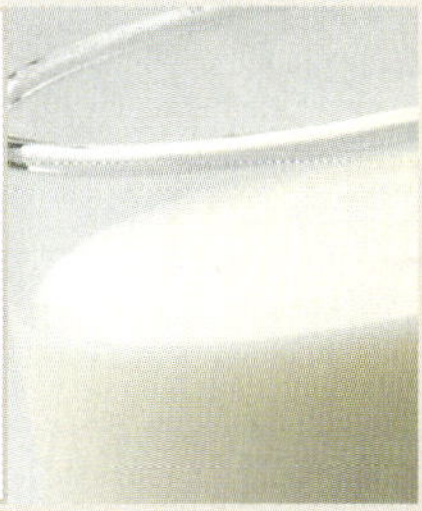

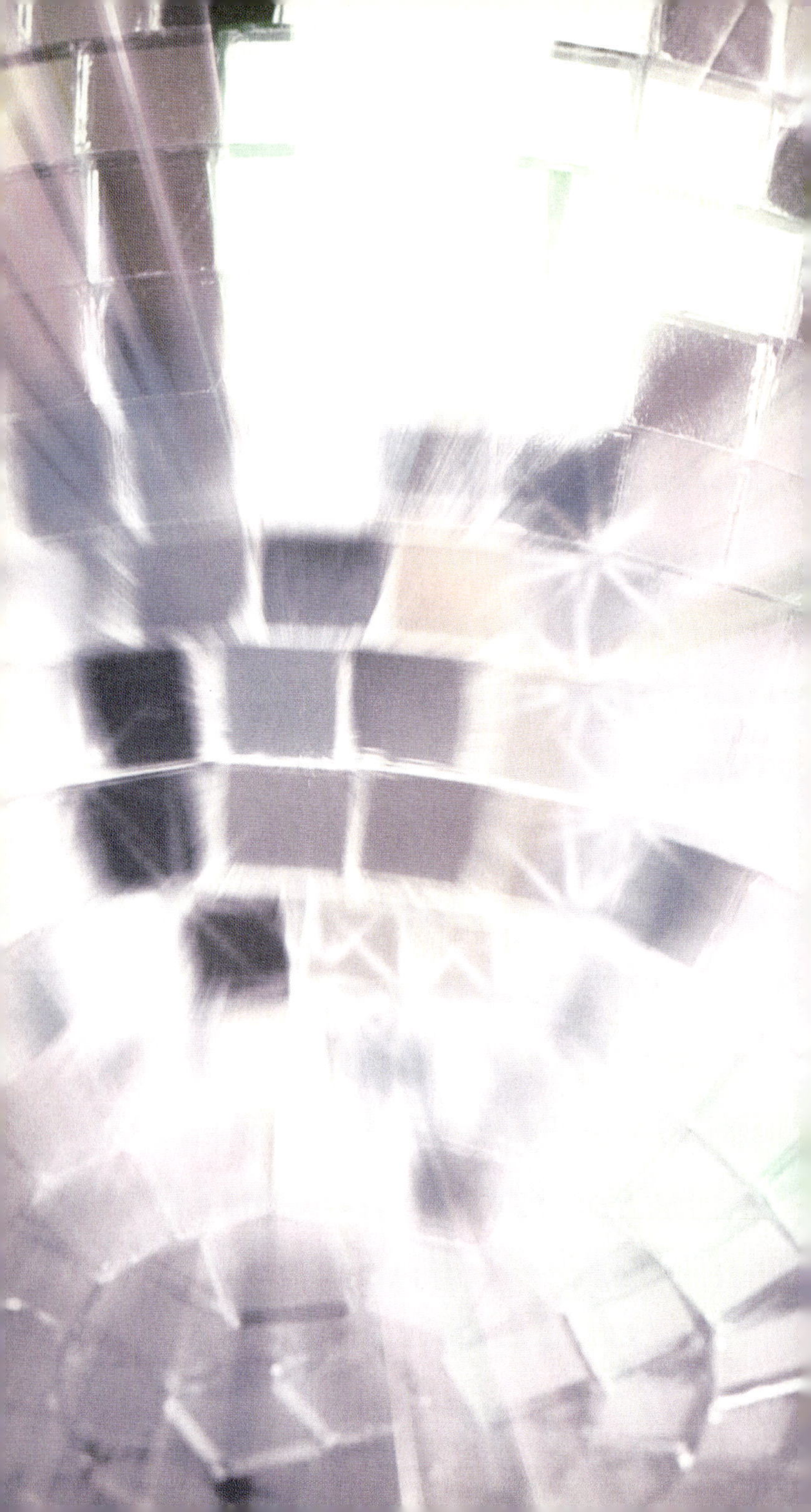

# Die Sinne schärfen

- Hören ist verstehen
- Den klaren Blick behalten
- Auf den Zahn fühlen
- Hautpflege – auch für Männer
- Symbol der Jugend: die Haare

9

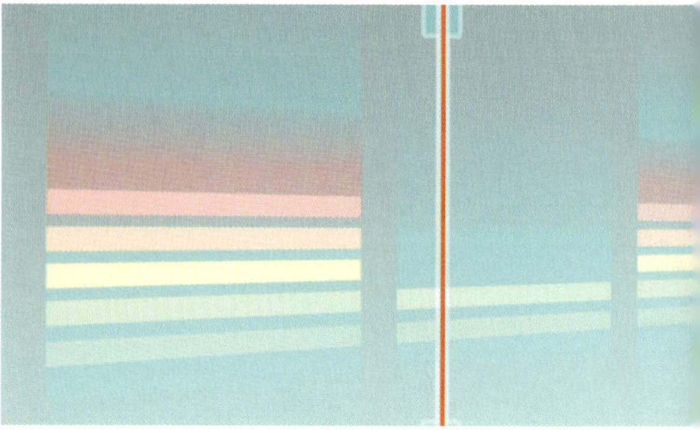

Hörstörungen rechtzeitig abklären

# Die Sinne schärfen

## Hören ist verstehen

Der Mensch hört normalerweise eine große Bandbreite an Tönen, vom tiefen Brummton bis zum hellen Glockenklang. Im Verlauf des Lebens nimmt die Hörfähigkeit vor allem für die hohen Töne ab. Dieser Verlust trifft nicht alle Menschen in gleichem Maße. Genetische Faktoren, Lärmbelastung und Ohrenkrankheiten können mit eine Rolle spielen.

Die Lärmschwerhörigkeit beruht auf einem Untergang von Sinneszellen. Diese können nicht regenerieren. Zur Behandlung stehen ausschließlich Hörgeräte zur Verfügung. Besonders wichtig ist deshalb die Vorbeugung mit konsequentem Tragen von Gehörschutz. Neben der beruflichen Lärmexposition wird heutzutage die Schädigung durch Freizeitlärm immer häufiger.

Ohne Hören kein Verstehen. Personen mit Hörproble-

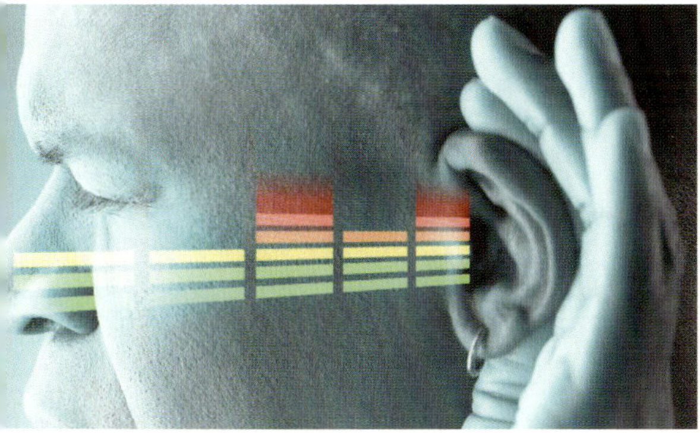

men können Gesprächen oft nicht folgen und müssen immer wieder nachfragen. Dies wird oft als Mangel an geistiger Präsenz interpretiert, als „Nicht-Begreifen“.
Der Hörverlust tritt meist ganz langsam auf. Schwerhörige können sich oft noch recht gut mit einem einzelnen Gegenüber unterhalten. In größerer Gesellschaft mit Umgebungslärm können sie einem Gespräch aber häufig nicht mehr folgen. Lange gelingt es dem Betroffenen, die fehlenden Hörinformationen irgendwie zu kompensieren, bis es dann doch zu Fehlleistungen kommt. Die Angst, nicht zu verstehen und sich zu blamieren, kann zum sozialen Rückzug und zur Isolation führen.
Hörverlust kann, besonders bei früherer Lärmbelastung in Beruf oder Freizeit, schon im mittleren Alter auftreten. Im Zweifelsfall kann man sich einem Hörtest unterziehen. Gelegenheit dazu besteht bei jedem Hörgeräteakustiker oder Hals-Nasen-Ohren-Arzt. Viele warten mit dieser Untersuchung viel zu lange. Nur jeder vierte Schwerhörige ist mit einem Hörgerät versorgt.
Hörgeräte sind heute Hightech-Geräte. Sie verstärken nicht einfach den Schall, sondern sie können je nach

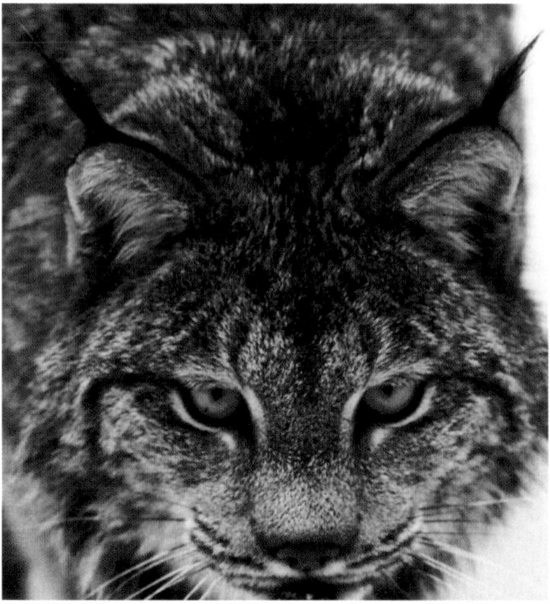

Ausmaß der Höreinschränkung variabel die jeweiligen Tonhöhen verstärken. Es stehen heute über 700 verschiedene Modelle zur Auswahl, größere einfach zu bedienende oder kaum sichtbare kleine Geräte oder gar teilweise implantierbare Modelle. Die Auswahl erfolgt auf Grund der Art des Hörverlusts und der Bedürfnisse des Patienten. Kriterien sind Bedienerfreundlichkeit und spezielle Anforderungen an Klangverstärkung oder Richtungshören. Heute gibt es beispielsweise auch digital programmierbare Geräte, teilweise enthalten sie verschiedene Programme für Musik, Gespräch oder Straße, möglich sind auch Zoomgeräte, die zuschaltbare Richtmikrofone für Gespräche in lärmiger Umgebung besitzen.

Bevor dann ein Hörgerät angepasst werden kann, muss eine Untersuchung beim Hals-Nasen-Ohren-Arzt durchgeführt werden.

# Den klaren Blick behalten

## Altersfehlsichtigkeit

Kinder halten sich Bücher dicht vor die Augen. Mühelos können sie auf diese kurze Distanz scharf sehen. Im Verlauf des Lebens nimmt die Elastizität der Linse ab, die für den Wechsel von Fern- und Nahsehen verantwortlich ist. Damit verschiebt sich der Punkt, an dem noch scharf gesehen werden kann, weiter vom Auge weg. Im Alter von rund 45 Jahren beträgt die Distanz mehr als die übliche Lesedistanz. Bücher oder Zeitungen müssen weggestreckt werden. Die Lesebrille wird fällig.

Die Altersfehlsichtigkeit (Presbyopie) ist eine normale Alterserscheinung. Kurzsichtige Menschen brauchen weiterhin eine Brille für den Blick in die Ferne, sie brauchen aber erst später als Normalsichtige eine Lesebrille. Nehmen sie die Brille ab, sehen sie auch in höherem Alter in der Nähe noch scharf. Doch die meisten Kurzsichtigen mit Altersfehlsichtigkeit benötigen schließlich eine Brille mit zwei Schärfezonen, oben für die Ferne und unten für die Nähe.

## Grüner Star

Etwa 3 bis 4 % der Bevölkerung leiden am Grünen Star, auch Glaukom genannt, jeder Dritte davon erleidet dadurch einen Sehausfall. Die Häufigkeit nimmt mit dem Alter zu und ist nach dem 70. Lebensjahr zehnmal so hoch wie vor dem 40. Lebensjahr. Das Glaukom ist in Mitteleuropa die zweithäufigste Ursache der Erblindung. Kein Schmerz warnt vor der Entwicklung eines Glaukoms. Die Ausfälle des Gesichtsfeldes werden oft sehr spät bemerkt.

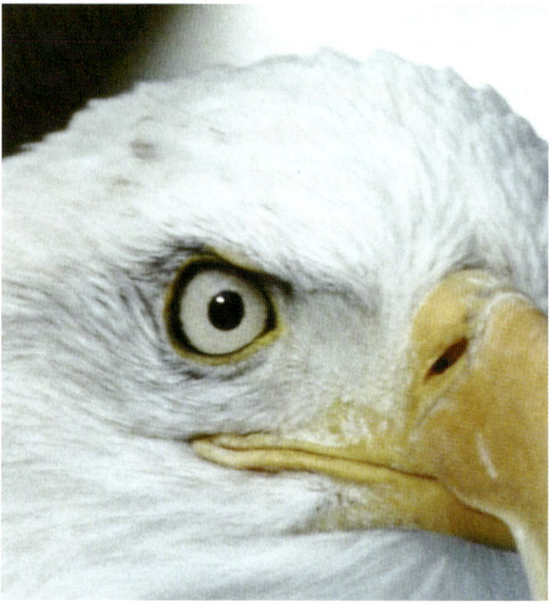

Wichtige Risikofaktoren sind ein erhöhter Augeninnendruck und eine gestörte Durchblutung des Sehnervenkopfs. Letzteres kommt gehäuft bei Personen vor, die auch sonst über Regulationsstörungen der Gefäße klagen wie kalte Hände oder Migräne und die häufig einen niedrigen Blutdruck aufweisen. Wichtig ist, dass die Erkrankung frühzeitig erkannt wird. Heute stehen verschiedene medikamentöse und auch operative Verfahren zur Verfügung. Allerdings kann nur gerettet werden, was noch vorhanden ist, verlorene Abschnitte des Gesichtsfeldes kehren nicht wieder zurück. Unbehandelt kann das Glaukom zur Erblindung führen. Da diese Krankheit keine Symptome macht, ist es wichtig, dass sich auch Gesunde untersuchen lassen. Heute wird im Allgemeinen empfohlen, ab 40 Jahren eine Vorsor-

geuntersuchung beim Augenarzt durchzuführen. Diese besteht aus der Messung des Augeninnendrucks und einer Untersuchung des Sehnervs mit der Spaltlampe. Diese Untersuchung dauert nur wenige Minuten. Sie sollte alle 2 Jahre wiederholt werden.
Würden wirklich alle rechtzeitig zur Augenuntersuchung gehen, könnte das Glaukom meist im Anfangsstadium entdeckt und rechtzeitig behandelt werden.

## Grauer Star

Im Gegensatz zum Grünen Star bemerkt der Patient die Entwicklung eines Grauen Stars. Die Linse wird durch verschiedene Einlagerungen trüber. Diese Veränderungen können sich über Jahre langsam entwickeln. Typischerweise fühlt sich der Patient zu Beginn geblendet. Er kann aber auch neblig und unscharf sehen, größere Trübungen, vor allem wenn sie in der Mitte des Blickfeldes liegen, beeinträchtigen das Sehen dann massiv. Die getrübte Linse kann heute mit einer relativ kleinen Opera-

**Augenuntersuchung**

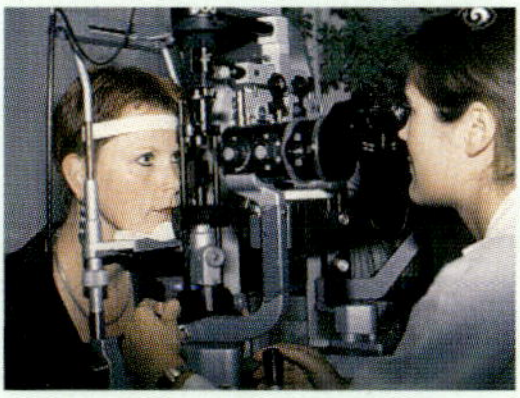

Der Sehnerv kann geschädigt werden, wenn er einem erhöhten Augeninnendruck ausgesetzt ist oder wenn seine Versorgungsgefäße geschädigt sind. Ist der Sehnerv, der die Bilder von der Netzhaut in das Gehirn transportiert, beeinträchtigt, gehen einzelne Bildstellen des Gesichtsfeldes verloren. Am Anfang sind diese Areale noch klein und der Ausfall wird zuerst gar nicht bemerkt. Das Gehirn ergänzt die fehlenden Seheindrücke schlecht und recht zu einem ganzen Bild. Allerdings ist das Ersatzbild unvollständig. „Unerwartete" Seheindrücke wie spielende Kinder am Straßenrand werden natürlich nicht ergänzt und werden somit nicht wahrgenommen.

# wege zu sich selbst

Setzen Sie sich bequem und aufrecht auf einen Stuhl, die Füße stehen fest und entspannt auf dem Boden. Atmen Sie ruhig ein und aus.

Schließen Sie mit den Daumen die Ohren, legen Sie die Zeigefinger auf die Augenlider, die Mittelfinger schließen die Nase, und den Ringfinger legen Sie auf die Oberlippe. Hören Sie auf Ihren Atem. Atmen Sie ruhig weiter, und beginnen Sie beim Ausatmen summen: Legen Sie die Lippen nur leicht aufeinander, spüren Sie die Vibrationen, die der Ton in Ihrem Kopf erzeugt.

Beenden Sie die Übung, wenn Ihre Arme müde werden. Nehmen Sie die Arme herunter, bleiben Sie mit geschlossenen Augen sitzen und spüren Sie die Wärme und das leichte Kribbeln, das die angeregte Durchblutung in Ihrem Körper erzeugt.

9

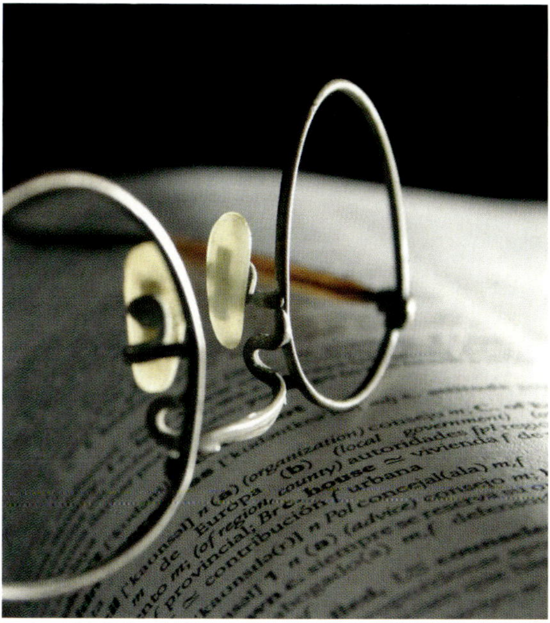

tion entfernt werden. Die Linse wird meist gleich durch eine künstliche Linse im Auge ersetzt. Wenn dies nicht möglich ist, kann man den Verlust der Linse auch mit einer Brille ausgleichen. In Deutschland werden jährlich 600 000 Patienten wegen des Grauen Stars operiert.

## Makula-Degeneration

Etwa 10 % der über 60-Jährigen und 20 % der über 80-Jährigen sind von der Makula-Degeneration betroffen. In der Makula, der Stelle des zentralen Sehens, gibt es besonders viele Sehzellen. Wir steuern immer diese Stelle der Netzhaut auf das Objekt, das wir anblicken. Wird die Makula geschädigt, können wir schlechter lesen und erkennen keine Gesichter mehr. Die Orientierung im Raum, das unscharfe Sehen am Rand bleibt erhalten.

Die Makula-Degeneration führt deshalb selten zur vollständigen Erblindung, jedoch zu einer erheblichen Behinderung im Alltag.
Die Ursachen sind noch nicht ganz klar. Im Prinzip nimmt allgemein das Risiko mit dem Alter zu. Neben einer genetischen Veranlagung scheinen auch Umweltfaktoren eine Rolle zu spielen. Rauchen und hoher Blutdruck fördern sicher die Makula-Degeneration. Sehr helles Licht kann ebenfalls schädigend wirken, deshalb ist bei starker Sonnenstrahlung eine Sonnenbrille unbedingt empfohlen. Ein Teil der Schädigung scheint auf die so genannten freien Radikale zurückzuführen zu sein (siehe Seite 25). Es gibt Hinweise, dass eine obst- und gemüsereiche Ernährung, die viele Antioxidanzien enthält, einen schützenden Effekt hat.

## Geschädigte Gefäße in der Netzhaut

Bluthochdruck und Diabetes schädigen die Gefäße, auch die Arterien der Netzhaut. Beim Blick durch die Pupille kann man die Arterien im Augenhintergrund direkt sehen und beurteilen. Man kann daraus auch einen Rückschluss auf den Zustand der Gefäße an anderen Stellen des Körpers ziehen.

## Das Auge

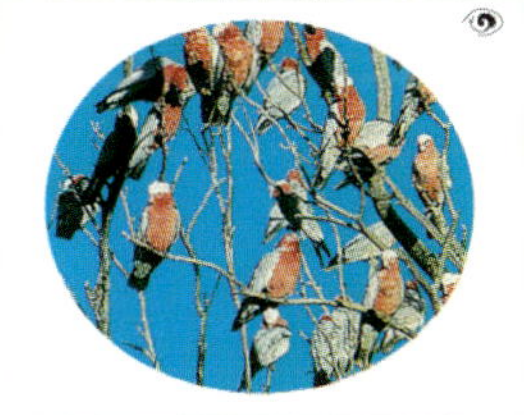

Der Gesunde sieht alle Vögel.

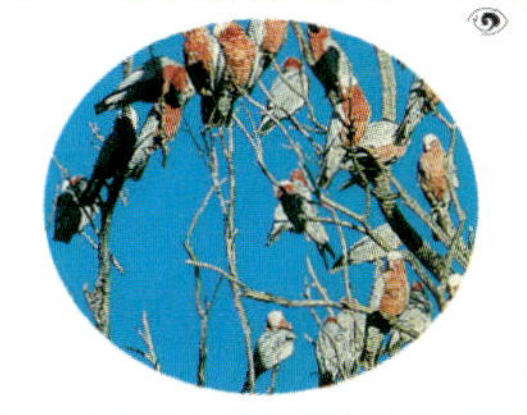

Gestörtes Sehen bei Glaukom. Der Patient „sieht" den Hintergrund, er kann auch den Seheindruck der Äste ergänzen. Allerdings sieht er nicht alle Vögel.

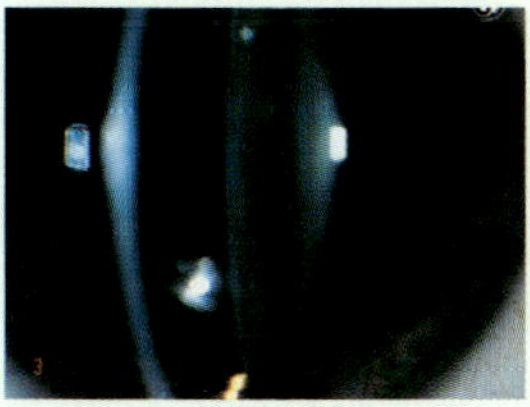

Noch relativ schlanke und gut transparente Linse eines jungen Menschen.

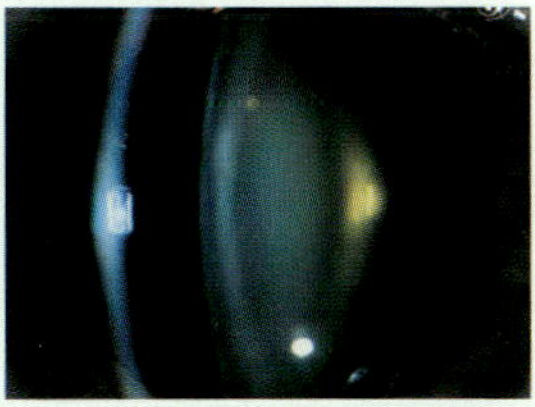

Eine etwas dickere, leicht trübe Linse eines älteren Menschen.

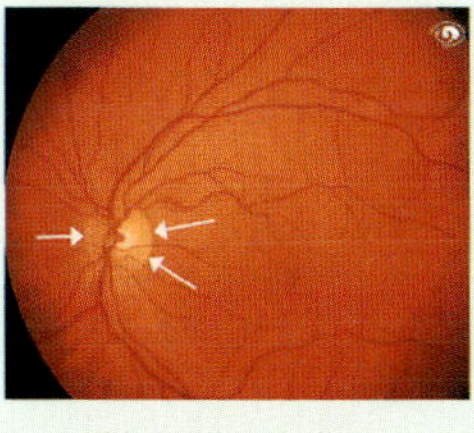

Augenhintergrund eines Gesunden. Hier verlassen die Sehnerven (heller Ring) das Auge Richtung Gehirn.

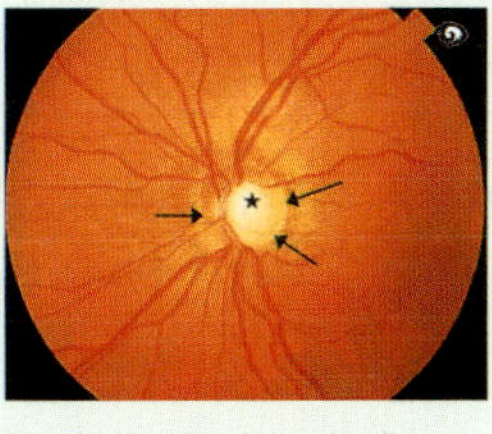

Durch die Abnahme der Fasern des Sehnervs wird der Ring dünner. Das von Nervenfasern freie Zentrum erscheint weiter.

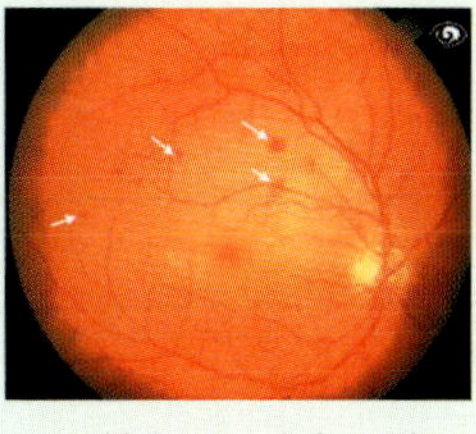

Augenhintergrund eines Diabetikers: Gefäßneubildungen und kleine Blutungen in der Netzhaut.

Viele Bilder dieses Kapitels durften wir aus dem Buch „Glaukom" von Josef Flammer, Hans Huber Verlag, entnehmen.

# Auf den Zahn fühlen

Für die allgemeine Gesundheit ist auch der Zustand der Zähne wichtig. Doch gesunde Zähne bekommt man nicht geschenkt. Neben der Karies sollte auch dem Zahnfleisch Beachtung geschenkt werden. Es ist erwiesen, dass Menschen mit Zahnfleischentzündungen ein höheres Risiko für Herz-Kreislauf-Krankheiten haben.

## Karies

Der Zucker aus der Nahrung wird durch die Bakterien im Mund in Säuren umgewandelt, die den Zahnschmelz angreifen. Der Speichel vermag die Säuren innerhalb einer Stunde bis zu einem gewissen Grad zu neutralisieren. Doch dies gelingt nicht, wenn immer wieder gegessen wird. Der Speichel allein reicht allerdings nicht, um die Zahnbeläge (Plaque) zu entfernen. Diese müssen mechanisch mit der Zahnbürste entfernt werden. Ist die Zahnreinigung ungenügend, lösen die Säuren mit der Zeit die Zahnhartsubstanz auf. Es kommt zu kariösen Defekten, die Schmerzen verursachen, sobald sie die Nähe des Zahnnervs erreichen.

## Zahnfleischentzündung

Heute gehen mehr Zähne durch krankes Zahnfleisch, also durch Parodontitis, als durch Karies verloren. In den Zahnfleischtaschen und in den Zahnzwischenräumen können sich Bakterien ansammeln und Plaque bilden. Die dort entstehenden Giftstoffe lösen eine Entzündung aus. Blutendes Zahnfleisch ist das auffälligste Zeichen dafür. Wird jetzt der Prozess nicht gestoppt, geht die Entzündung auch auf den darunter liegenden Zahnhalteapparat über. Der Zahn kann sich lockern und ausfallen.

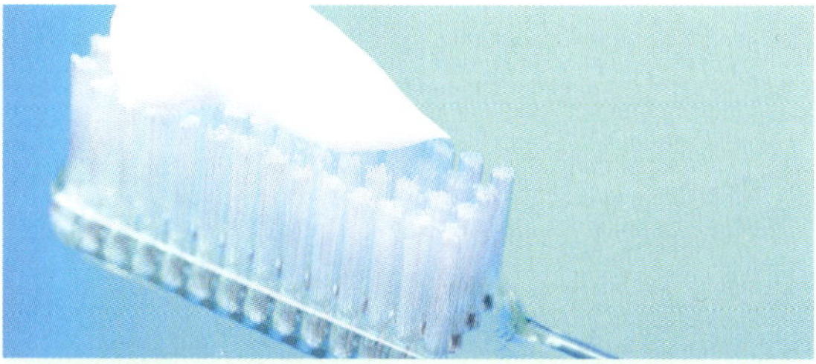

**Zähneputzen muss manchmal warten**

Der Zahnschmelz ist in saurer Umgebung aufgelockert, deshalb sollte man mit dem Zähneputzen nach dem Genuss von säurehaltigen Nahrungsmitteln wie Obst, Joghurt oder Salaten mindestens eine halbe Stunde warten. Auch nach Obstsäften und sauren Getränken wie Cola ist das Spülen mit Wasser oder mit Fluoridlösung besser.

Doch so weit muss es nicht kommen. Mit einer richtigen Zahnhygiene kann man dies verhindern.

## Zahnhygiene, aber richtig

Tägliches Zähneputzen allein reicht nicht aus. Es müssen auch mindestens einmal täglich die Räume zwischen den Zähnen mit Zahnseide, Zahnhölzchen oder Zwischenraumbürsten gereinigt werden.

## Zahnstein entfernen lassen

Zahnbelag fördert Zahnbettentzündungen. Wird der Zahnbelag über eine längere Zeit beim Zähneputzen nicht entfernt, verkalkt er, Zahnstein entsteht. Der Kalkgehalt des Wassers hat damit nichts zu tun. Die Zahnbürste alleine reicht dann nicht mehr aus.

Der jährliche Gang zum Zahnarzt oder zum Dentalhygieniker lohnt sich, um den Belag zu entfernen. Bei diesem Anlass erhält man auch wertvolle Hinweise für eine individuell angepasste und korrekte Mundhygiene.

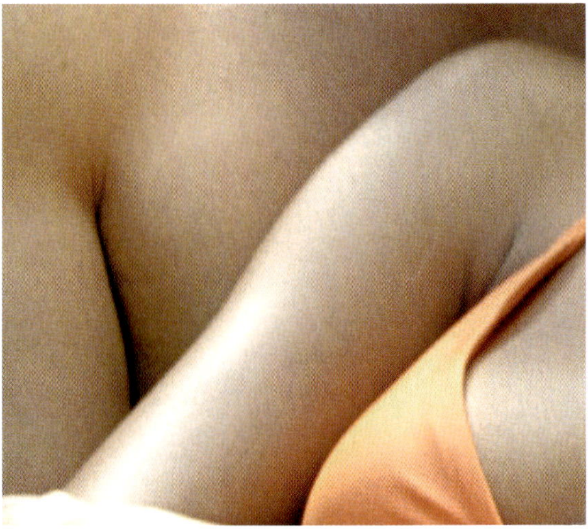

# Hautpflege – auch für Männer

Sie können leider nicht verhindern, dass die Haut in die Jahre kommt. Typische Zeichen der Hautalterung sind dünne, faltige Haut, Pigmentflecken, erweiterte Blutgefäße und erschlafftes Unterhautgewebe. Jede Haut altert mit der Zeit. Wie schnell der Vorgang abläuft, ist von verschiedenen Faktoren abhängig. Neben genetischen Faktoren, Ernährung und Rauchen hat vor allem die UV-Strahlung der Sonne einen wesentlichen Einfluss.

## Respekt vor der Sonne

Von der Sonne erreichen vor allem die UV-A- und die UV-B-Strahlung die Erde. Diese haben unterschiedliche Eigenschaften und unterschiedliche Wirkungen auf die Haut. Bei der Hautbräunung führt die UV-A- zu einem sofortigen, die UV-B-Strahlung zu einem verzögerten, aber langanhaltenden Effekt.

UV-B dringt nur bis in die Oberhaut, sie schädigt bei zu langer Exposition die Hautzellen massiv und kann einen Sonnenbrand auslösen. Die UV-A-Strahlung dringt tief ins Gewebe ein. Einerseits löst sie das angenehme Wärmegefühl aus, sie fördert aber auch die Hautalterung. Nach heutigen Erkenntnissen ist sie mitverantwortlich für die Entstehung von Hautkrebs.

## Sonne – wann gibt es am meisten UV-Strahlung?

Um die Mittagszeit etwa von 11 bis 15 Uhr ist die UV-Strahlung am höchsten, vor allem der UV-B-Anteil ist dann sehr hoch. Im Schatten von Bäumen und Sonnenschirmen wird nur etwa 50 % der UV-Strahlung abgefiltert, auch bei bewölktem Himmel ist die UV-Abschirmung nie komplett.

Es gibt keine gesunde Bräunung

Fensterglas filtert die UV-B-Strahlung recht gut, die UV-A-Strahlung hingegen geht fast vollständig hindurch. Im Gebirge nimmt pro 100 Höhenmeter die UV-Strahlung um mindestens 1 % zu. Schnee reflektiert zwischen 40 % und 90 % der UV-Strahlen. Am Strand reflektieren Was-

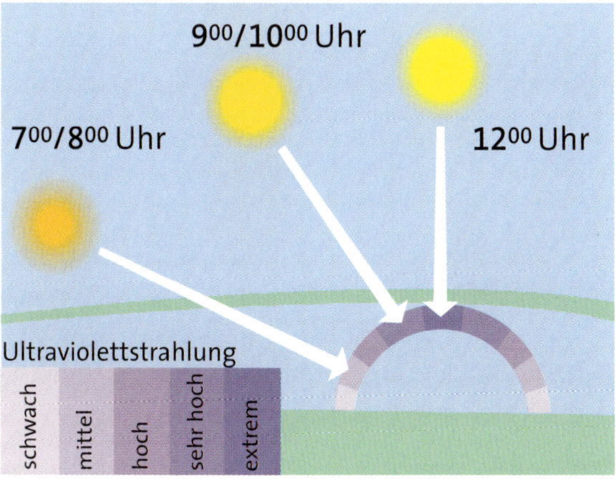

ser und Sand einen Großteil der UV-Strahlen. Auch im Wasser ist man der UV-Strahlung ausgesetzt, noch in einem halben Meter Tiefe ist die UV-Bestrahlung nur unwesentlich herabgesetzt.

## Wie sich vor Sonne schützen?

Während der Mittagszeit sollte man die Sonne meiden. Auch Kleider und ein Hut oder eine Mütze schützen vor UV-Strahlung.

Eine Sonnenschutzcreme ist heute eigentlich selbstverständlich. Sie sollte UV-A- und UV-B-Schutz haben. Sie ermöglicht einen längeren Aufenthalt in der Sonne, als es durch den Hauttyp vorgegeben wäre. Ein Sonnenschutzfaktor 10 verzehnfacht also die Zeit fürs Sonnenbaden.

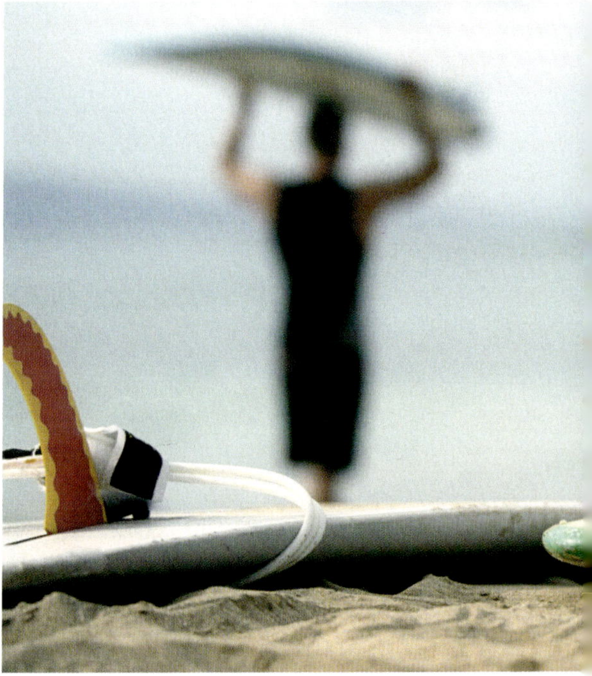

Auch bei bewölktem Himmel gibt es UV-Strahlung

Sonnenschutzcremes verhindern den Sonnenbrand. Doch ob sie auch wirklich die Häufigkeit von Hautkrebs vermindern, ist nicht sicher. Insbesondere das Auftreten eines Melanoms scheint nicht wesentlich beeinflusst zu werden. Die Schutzwirkung der Sonnencreme wird möglicherweise durch den längeren Aufenthalt an der Sonne aufgehoben.

## Selbstbräuner bieten keinen Sonnenschutz

Selbstbräuner verfärben nur die obersten Hautschichten. Sie filtern aber das UV-Licht der Sonne nicht, verhindern also weder den Sonnenbrand noch die Hautalterung. Die Färbung geht nach etwa einer Woche zurück, weil dann die obersten Hautzellen abgestoßen werden.

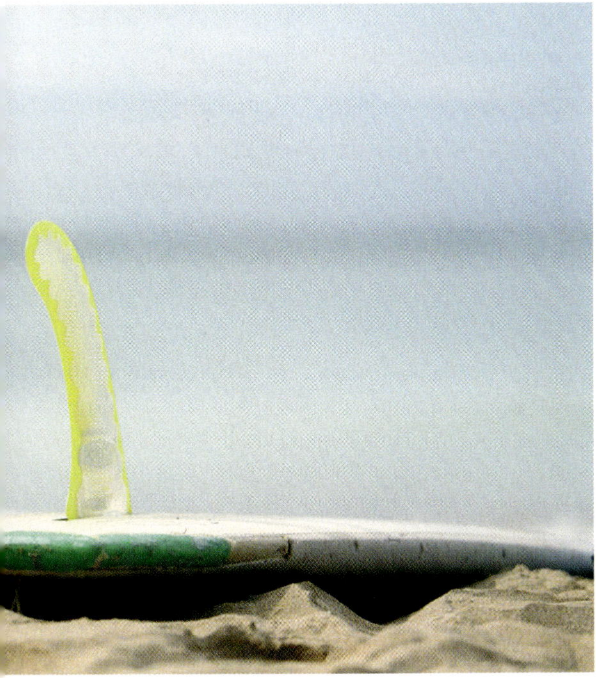

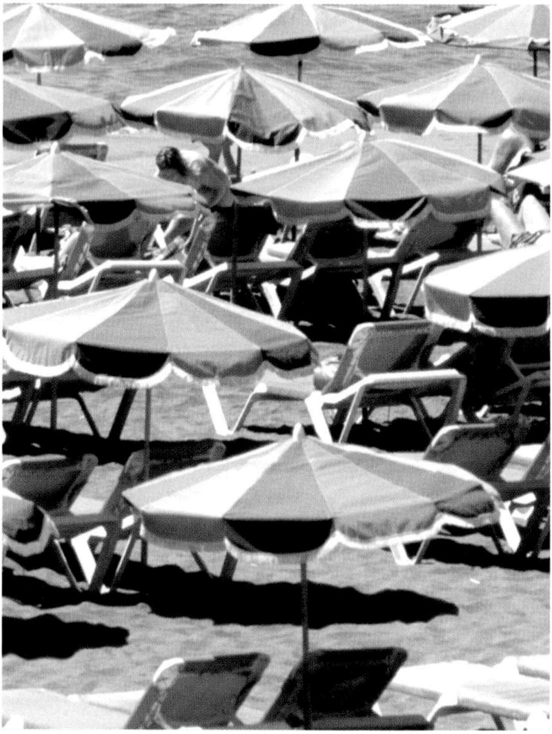

## Solarium – besser nicht

Die Lampen der Solarien enthalten überwiegend UV-A-Strahlen und nur wenige Prozent UV-B-Strahlen.
Durch die Reduktion der UV-B-Strahlen kommt es in der Regel nicht zu einem Sonnenbrand. Die hohe Dosis UV-A fördert die Hautalterung. Bei wiederholtem Solariumbesuch ist auch das Hautkrebsrisiko erhöht. Man glaubt heute, dass UV-A an der Entstehung mit beteiligt ist. Es wird davon abgeraten, sich vor dem Urlaub im Solarium vorzubräunen. Besser ist es, sich im Land selbst, mit den nötigen Vorsichtsmaßnahmen, an die Sonne zu gewöhnen.

## Der Hautalterung vorbeugen

Die alternde Haut neigt dazu auszutrocknen. Vermeiden sollte man übermäßiges Waschen mit stark schäumenden Seifen, diese trocknen die Haut noch mehr aus.

Eine fettende Creme hält die Haut feucht und ergänzt die natürliche Barriere der Haut. Viele Produkte enthalten auch Stoffe, die Wasser binden. Diese führen in der Haut zu einem Glättungseffekt.

Da die Hautalterung bis zu 80 % durch die UV-Strahlung bedingt ist, gilt es vor allem, die Haut davor zu schützen. Heute gibt es eine Reihe von Pflegeprodukten, die einen UV-Schutz enthalten und die auch jeden Tag angewendet werden können.

Da die freien Radikale die Hautalterung fördern, werden den Cremes häufig Antioxidanzien beigesetzt. Diese erreichen aber nur die obersten Hautschichten.

## Sind UV-Schäden reparabel?

Ein leichter UV-Schaden der Haut kann durch die lokale Behandlung mit Retinoiden gebessert werden. Nicht selten führen aber diese Behandlungen zu einer starken Hautrötung. Auch Alpha-Hydroxysäuren können allein oder in Kombination mit Retinoiden zur Behandlung der lichtgeschädigten Haut eingesetzt werden.

Eine Therapie mit hoch dosierten Produkten muss beim Hautarzt durchgeführt werden. Diese Produkte sind aber in geringerer Dosierung in vielen Pflegeprodukten enthalten.

## Symbol der Jugend: die Haare

Schon Caesar und Napoleon haben unter ihrem Haarausfall gelitten und alles Mögliche versucht, um dagegen anzukämpfen. In den USA verschlingt dieses Bemühen der Männer jedes Jahr etwa sieben Milliarden Dollar. Zwar können auch verschiedene Krankheiten zu Haarausfall führen. Doch beim Mann ist die Ursache zu etwa 90 % genetisch bedingt und hormonell gesteuert. Im Alter von 30 Jahren sind rund ein Viertel der Männer betroffen, mit 60 Jahren zwei Drittel.

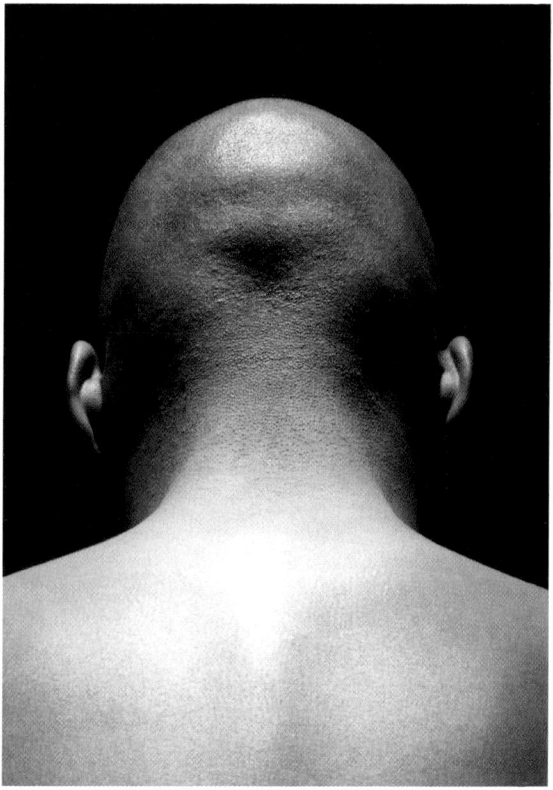

Die Neigung zum Haarverlust wird vererbt. Wie die Kopfhaarfollikel auf die männlichen Hormone reagieren, ist genetisch bestimmt. Der auslösende Faktor ist dann das Dihydrotestosteron, das aus Testosteron gebildet wird. Es verkürzt die Wachstumsphase der Haare und verkleinert die Haarfollikel, so dass nur noch feine Härchen zu finden sind. Schließlich hört die Haarbildung ganz auf. Die Zahl der Haare nimmt ab.

Haarwuchsmittel hatten lange einen schlechten Ruf, weil sie viel versprachen und kaum etwas hielten. Heute sind medikamentöse Therapien erhältlich. Sie bringen in der Regel keine jugendliche Haarpracht zurück, doch vermögen sie den Haarausfall aufzuhalten oder zu verlangsamen, manchmal kann auch wieder ein Haarwachstum angeregt werden. Sie wirken jedoch nur so lange, wie sie angewandt werden.

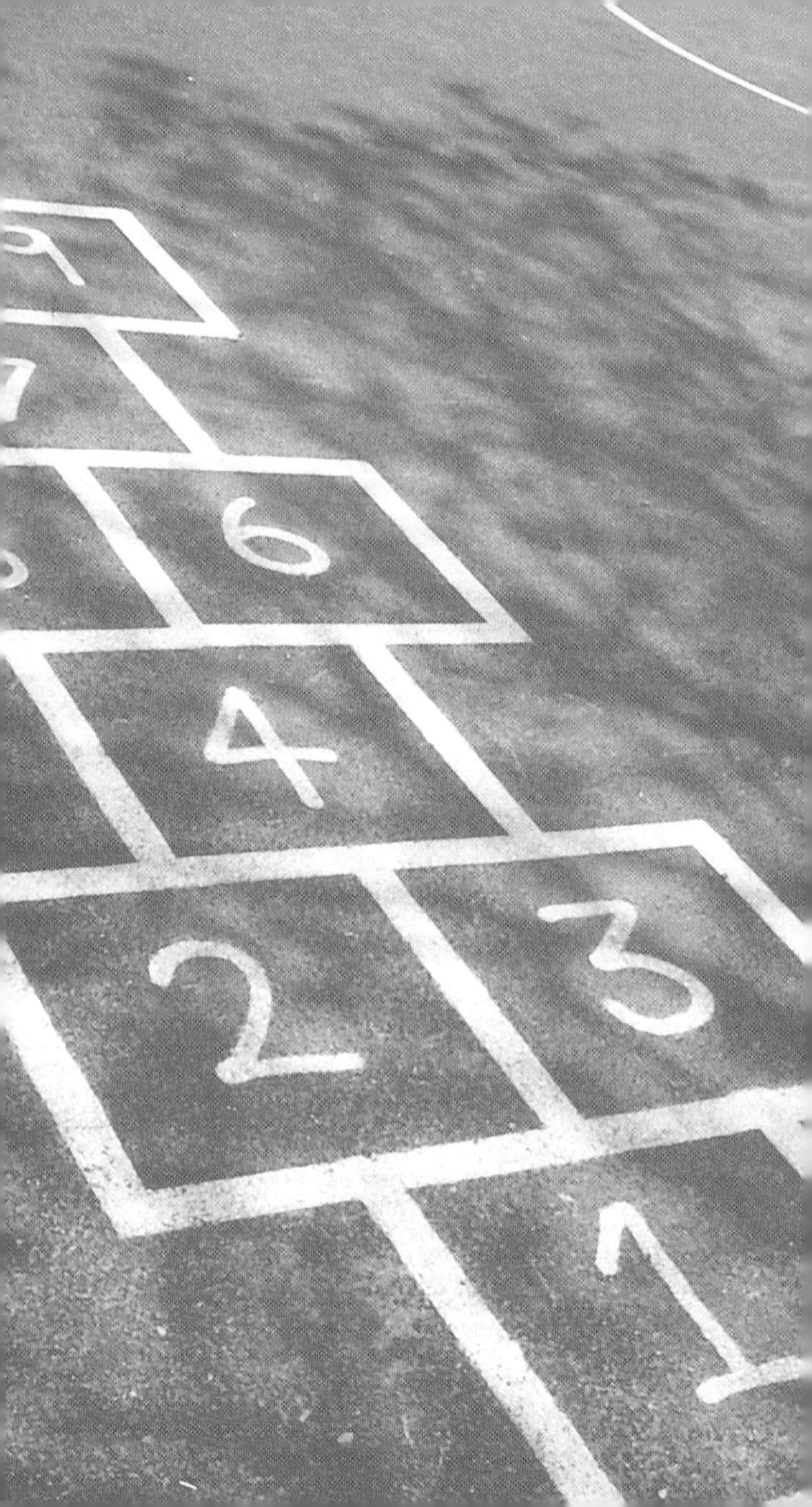

# Ihr Gesundheits-Check-up

- Wer, was, wann?
- Gezielt impfen
- Safer Sex

10

# Ihr Gesundheits-Check-up

## Wer, was, wann?

Für Gesunde sind anlässlich eines Check-ups nur wenige Untersuchungen nachgewiesenermaßen sinnvoll. Sobald aber Risikofaktoren vorhanden sind, können zusätzliche Tests empfohlen werden. In der Liste am Ende des Kapitels sehen Sie Ihren Fahrplan für die Vorsorgeuntersuchungen. Einige Untersuchungen sind für alle empfohlen, andere nur bei einem bestimmten Risiko.

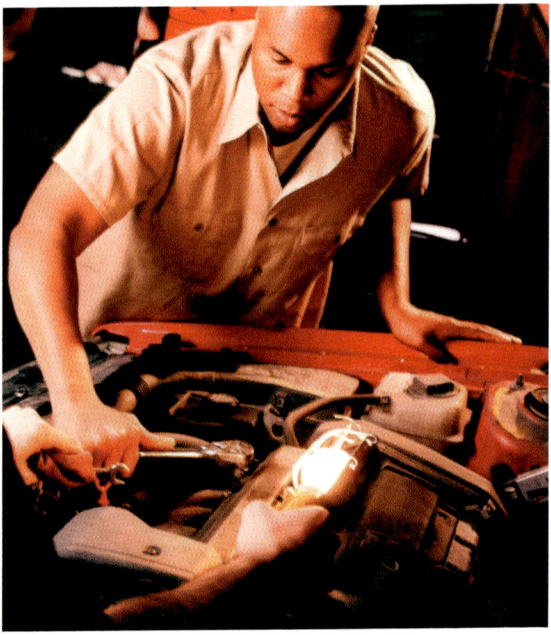

# Gezielt impfen

Impfungen im Erwachsenenalter werden oft vernachlässigt. Laut des Robert Koch-Instituts sterben in Deutschland jedes Jahr 12 000 bis 20 000 Menschen an der Grippe. Etwa 20 000 bis 30 000 müssen ins Krankenhaus eingeliefert werden. Bei neu entstehenden Grippevirustypen könnte die Anzahl der Todesfälle deutlich ansteigen.

## Grippeimpfung

Aus medizinischer Sicht wird die Grippeimpfung für drei Personengruppen empfohlen:

- für chronisch Erkrankte, z.B. Menschen mit chronischen Lungen- oder Herzkrankheiten oder Diabetes,
- für Gesunde ab dem 65. Lebensjahr,
- für solche, die Kontakt haben mit Grippekranken, z. B. Medizinalpersonen.

Nach dem 65. Lebensjahr steigt die durch Grippe verursachte Sterblichkeit massiv an, weshalb ab dem 65. Lebensjahr eine Grippeimpfung auch bei Gesunden durchgeführt werden sollte.

Auch jüngere Menschen können schwer an Grippe erkranken und Komplikationen wie eine Lungenentzündung erleiden. Zwar besteht keine medizinische Notwendigkeit zur Impfung, doch hat diese in keiner Altersgruppe Nachteile. Es bleibt eine individuelle Entscheidung, ob man das Risiko einer Grippe eingehen will oder nicht.

Der Schutz durch die Antikörper erreicht sechs Wochen nach der Impfung seinen Höhepunkt, nach sechs Mo-

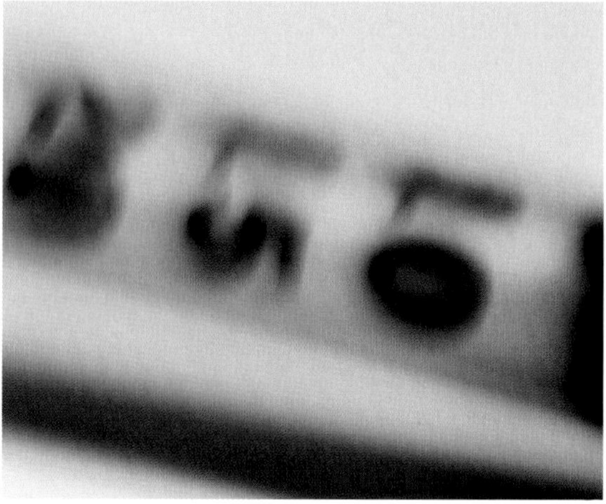

naten sinkt der Impfschutz auf rund 50 %. Bei gutem Immunsystem ist die Impfung bei etwa 80 % der Geimpften wirksam, bei älteren Menschen etwas weniger häufig. Um für die Grippesaison optimal gerüstet zu sein, sollte die Impfung im Oktober oder November durchgeführt werden. Die Impfung muss jedes Jahr erneuert werden, weil sich das Grippevirus dauernd verändert, der Impfstoff angepasst und der Impfschutz erneuert werden muss.

### Pneumokokken-Impfung

Die Pneumokokkeninfektion kann zu einer massiven Lungenentzündung führen und ist vor allem ein Problem der älteren Menschen. Der vorhandene Impfstoff kann die Erkrankung zwar nicht verhindern, jedoch den schweren Verlauf mit Todesfolge.

### Diphtherie und Tetanus (Wundstarrkrampf)

Eine Auffrischimpfung wird alle 10 Jahre empfohlen. Bei tiefen Gewebeverletzungen besteht die Gefahr einer

Tetanusinfektion. Deshalb wird bei dieser Gelegenheit meist gleich eine Auffrischimpfung gemacht, falls die letzte Impfung länger als 5 Jahre zurückliegt.
Die Diphtherie ist in Mitteleuropa schon lange nicht mehr aufgetreten. Doch besteht immer noch die Gefahr, dass sie aus Osteuropa eingeschleppt wird. Deshalb ist die Impfung nicht überflüssig geworden.

## Hepatitis B

Hepatitis B wird über Blut oder beim Sexualkontakt übertragen. Die Impfung wird dringend für Personen empfohlen, die einem höheren Risiko ausgesetzt sind: Beschäftigte im medizinischen oder pflegerischen Bereich oder Personen, die in Kontakt mit Spritzen kommen, Angehörige von Hepatitis-B-Infizierten, Heimbewohner und Reisende in Risiko-Länder. In Deutschland, Österreich und der Schweiz wurde die Hepatitis-B-Impfung für Jugendliche generell eingeführt.

## Zecken-Meningo-Enzephalitis (FSME)

Die FSME ist eine Hirn(haut)entzündung, die in bestimmten Fällen einen gefährlichen Verlauf nehmen kann. Sie kommt in der Schweiz nur in bestimmten

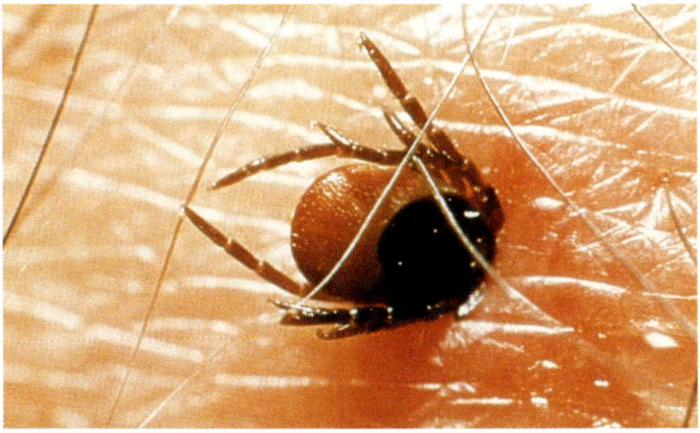

# wege zu sich selbst

Setzen Sie sich im Schneidersitz auf den Boden. Versuchen Sie Rücken, Schultern und Nacken locker und gerade zu halten.

Legen Sie Mittel- und Zeigefinger zwischen Ihre Augenbrauen. Legen Sie Ihren Daumen sanft auf Ihr rechtes Nasenloch, Ihren Ringfinger auf Ihr linkes. Verschließen Sie Ihr rechtes Nasenloch und atmen Sie tief durch das linke ein. Spüren Sie dabei die Kühle des Atems im Nasenloch bis in den Kopf hinein. Verschließen Sie jetzt Ihr linkes Nasenloch und atmen Sie langsam und vollständig aus. Spüren Sie die Wärme, die die Atemluft mit sich bringt. Machen Sie die Übung dreimal und wechseln Sie dann die Seiten. Lassen Sie Ihre Hand sinken.

Atmen Sie langsam und tief ein und langsam und vollständig wieder aus. Betonen Sie dabei die Ausatmung. Spüren Sie, wie sich Ihr Atem vertieft hat und Druck von Ihnen abgefallen ist.

10

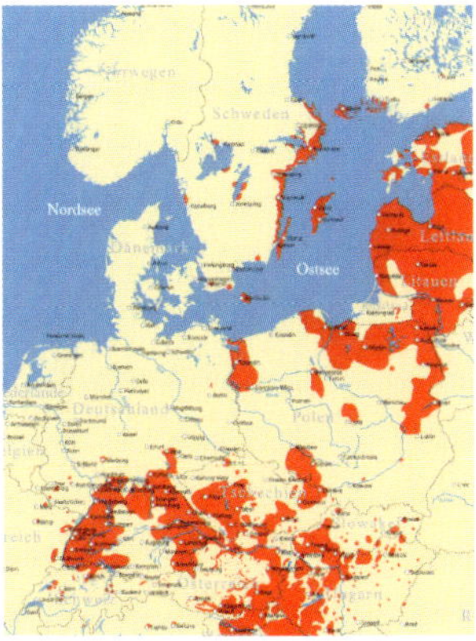


**Verbreitung des FSME-Virus**

Auch in den angrenzenden Ländern Deutschland und Österreich sowie in anderen europäischen Ländern gibt es betroffene Gebiete.

Quelle: www.baxter.de

Gegenden vor (siehe Karte), nur 0,5 bis 2 % der Zecken tragen das Virus.

Die FSME-Impfung ist bei Personen, die sich im Wald häufig in den betroffenen Gebieten aufhalten, empfohlen, z.B. Orientierungs-Läufer, Waldarbeiter, aber auch Spaziergänger. Im Zweifelsfall sollte man eine Impfung mit seinem Hausarzt diskutieren. Es sind drei Impfdurchgänge nötig. Nach der ersten Impfung folgt nach vier Wochen die zweite und nach neun Monaten die dritte.

## Weitere Zeckenkrankheiten

Die Zecken können nicht nur die virale Frühsommer-Meningo-Enzephalitis übertragen, sondern auch die bakterielle Borreliose. Diese kommt in Europa praktisch überall vor, wo es Zecken gibt. Ausgenommen in Gebieten über 1500 m über dem Meer.

Je nach Region sind 5 bis 30 % der Zecken befallen. Man erkennt die Infektion an einer typischen Rötung rund um die Bissstelle, die sich kreisförmig ausbreitet.

Die Krankheit muss im Frühstadium mit Antibiotika behandelt werden, um den Befall von Gelenken, Nerven und des Herzens zu verhindern. Gegen die Borreliose gibt es keine Impfung.

### Allgemeines zu Zeckenbissen

Zecken sind von Frühling bis Herbst (Februar bis Oktober) aktiv. Eine Infektion kann man auch verhindern, indem man sich durch gut abschließende Kleidung schützt. Nach einem Aufenthalt im Wald sollte man sich sorgfältig nach Zecken absuchen.
Entscheidend ist, die Zecke so früh wie möglich zu entfernen, spätestens nach 48 Stunden. Damit lässt sich der Übertritt von Krankheitserregern deutlich reduzieren. Zecken entfernt man am besten mit einer Pinzette oder mit Daumen und Zeigefinger. Man zieht die Zecke gerade und gleichmäßig nach hinten. Man sollte die Zecke nicht quetschen, um den Übertritt von eventuellen Krankheitserregern in den Körper zu vermeiden, und die Bissstelle desinfizieren.

i Informationen zur Verbreitung in Europa unter www.zeckenbiss-borreliose.de

### Wann gegen Kinderlähmung impfen?

Eine Polioimpfung ist heute bei geimpften Erwachsenen nur vor einer Reise nach Afrika, Asien und in gewisse Länder in Osteuropa notwendig, wenn die letzte Impfung länger als zehn Jahre zurückliegt.

i Aktuelle Impfempfehlungen für Deutschland beim Robert Koch Institut: www.rki.de

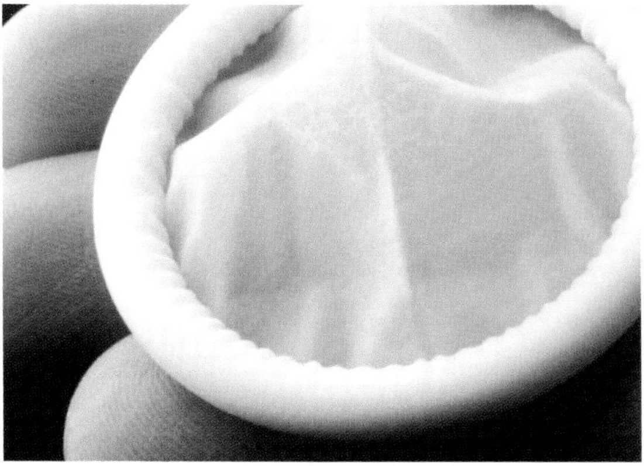

# Safer Sex

Außerhalb einer monogamen Beziehung ist Safer Sex ein Muss. Wie gut bzw. weniger gut diese Empfehlung von der breiten Bevölkerung befolgt wird, lässt sich indirekt jeweils an den Neuerkrankungen mit HIV und anderen sexuell übertragbaren Krankheiten ablesen.

## HIV – AIDS

Die Zahlen des Jahres 2002 sind beunruhigend. Die Neuinfektionen mit dem HIV-Virus steigen weltweit rasch weiter an. Auch in vielen europäischen Ländern sind nach Jahren rückläufiger Neuinfektionen wieder mehr neue HIV-Infektionen zu beobachten. Zugenommen haben vor allem die Infektionen durch heterosexuelle Kontakte. Heute infizieren sich gleich viele Frauen und Männer beim heterosexuellen Geschlechtsverkehr.

Dank der heute erhältlichen medikamentösen Behandlung sind die Todesfälle durch AIDS um beinahe 90 % zurückgegangen. Die verbesserten medizinischen Mög-

lichkeiten haben dazu geführt, das Gefahrenbewusstsein zu reduzieren und sich sorgloser zu verhalten.
AIDS ist immer noch unheilbar. Die Medikamente können den Ausbruch der Krankheit zwar für Jahre oder Jahrzehnte unterdrücken. Trotzdem bleibt die Prävention der wichtigste Pfeiler, um die Ausbreitung des Virus zu verhindern. Auch können die HIV-Medikamente zu erheblichen Nebenwirkungen führen, die die Lebensqualität nachhaltig beeinträchtigen. Im Verlauf der Behandlung besteht zudem die Gefahr, dass HI-Viren resistent werden und die Medikamente ihre volle Wirksamkeit einbüßen.

## Bin ich infiziert?

Ist man unsicher, ob es bei einem Kontakt zu einer Ansteckung gekommen ist, kann man einen HIV-Test machen lassen. Arztpraxen oder Polikliniken bieten diese an, auch anonym. Der Test wird allerdings erst nach Wochen und manchmal erst drei Monate nach Infektion positiv.
Vermutet man eine frische Infektion (z.B. durch Stechen mit einer infizierten Nadel oder Sexualkontakt), kann das Risiko einer Infektion durch eine Sofort-Therapie gesenkt werden. Diese muss möglichst rasch, sicher aber innerhalb der ersten 48 Stunden nach der Infektion begonnen werden. Erst ein negativer HIV-Test drei Monate später kann dann sicher ausschließen, dass es zu einer HIV-Infektion gekommen ist.

i

www.aids.de
www.stopaids.ch
www.hiv.net
www.hivnet.de

## Wichtig für jeden

Blutdruckmessen und die Bestimmung der Lipide sind die wichtigsten Maßnahmen. Weiter gehende Tests wie ein Ruhe-Elektrokardiogramm (EKG), ein Belastungs-EKG oder ein Thoraxröntgenbild eignen sich beim Gesunden nicht, um ein erhöhtes Risiko oder eben erst aufgetretene Herz-Kreislauf-Erkrankungen oder Krebs zu entdecken. Häufig sind frühe Veränderungen mit diesen Untersuchungen nicht sichtbar und zudem gibt es oft falsch positive Resultate, das heißt Untersuchungsbefunde werden irrtümlicherweise einer Krankheit zugeordnet. Diese Patienten werden unnötigerweise beunruhigt und müssen überflüssige Abklärungen über sich ergehen lassen.

Sinnvoll sind bei sonst Gesunden ebenfalls Vorsorgeuntersuchungen für Darmkrebs, Glaukom und wahrscheinlich auch für Prostatakrebs. Bezüglich Prostatakrebs werden in Kürze die Resultate großer Studien Klarheit bringen, wie groß der Nutzen für den Patienten ist und wie häufig eine Untersuchung durchgeführt werden sollte.

Wenn man bereits Risikofaktoren aufweist oder wenn Familienmitglieder von Krankheiten wie Diabetes, Darmkrebs oder Prostatakrebs betroffen sind, werden Vorsorgeuntersuchungen schon zu einem früheren Zeitpunkt sowie eventuell auch weiter gehende Untersuchungen empfohlen.

# info kompakt

## Sinnvoll für Ihre Gesundheit

| Diese Untersuchungen sind wichtig für alle: | ab Alter | Wiederholung |
|---|---|---|
| Gewicht bestimmen, Body-Mass-Index berechnen* | ab Kindheit | monatlich |
| Blutdruck | ab 20 Jahren | 1-3 x jährlich** |
| Cholesterin | ab 35 Jahren | 1-3 x jährlich** |
| Blutzucker nüchtern | ab 45 Jahren | 1 x jährlich |
| Abtasten der Prostata | zwischen 50 und 70 Jahren | 1 x jährlich |
| Darmspiegelung | ab 55 Jahren | nach 10 Jahren |
| ODER | | |
| Blut im Stuhl | ab 50 Jahren | 1 x jährlich |
| Augenarzt-Augendruck und Spaltlampen-untersuchung | ab 40 Jahren | alle 2 Jahre |
| Zahnarzt: Karieskontrolle und Plaqueentfernung | ab Kindheit | 2 x jährlich |
| **Impfung** | | |
| Tetanus-Diphterie-Polio | ab Kindheit spezielles Impfschema | im Erwachsenen-alter: alle 10 Jahre |
| Pneumokokken | ab 65 Jahren | nach 6 Jahren |
| Grippe | ab 65 Jahren, bei chronischen Krankheiten, auf Wunsch auch bei Gesunden | jährlich |
| Hepatitis B | bei Risikogruppen | alle 10 Jahre |

* $\text{BMI} = \frac{\text{Gewicht (kg)}}{\text{Größe (m)} \times \text{Größe (m)}}$

** je nach Testergebnis

# wege zu sich selbst

Stellen Sie sich entspannt in den Raum, die Füße schulterbreit auseinander. Stehen Sie mit leicht gebeugten Knien, so dass kein Hohlkreuz entsteht. Lassen Sie Ihre Arme bewusst fallen.

Klopfen Sie mit der flachen Hand mit leichten Bewegungen Ihren Körper wach: Beginnen Sie mit der rechten Hand auf der linken Brustseite, gehen Sie über den Nacken, dann die Innenseite des Armes entlang über die Handinnenfläche. Dort wechseln Sie von innen nach außen, klopfen über den Handrücken und den Arm aufwärts bis zum Nacken. Wechseln Sie die Seiten. Jetzt benutzen Sie für den oberen Teil des Rückens die Handinnenkanten. Im Lendenbereich drehen Sie die Hände wieder und klopfen mit beiden Händen außen an den Beinen entlang bis zu den Fußrücken hinunter und an den Innenseiten der Beine wieder bis zur Brust herauf.

Machen Sie diese Übung, wenn Sie neue Energien brauchen. Werden Sie aktiv.

# Index

# Glossar

| | |
|---|---|
| **Adenom** | gutartige Geschwulst |
| **Adrenalin** | Hormon aus der Nebenniere, führt zu Blutdruck- und Pulsanstieg und verengt die Arterien |
| **AIDS** | acquired immune deficiency syndrome, erworbene Immunschwäche, durch Infektion mit HIV-Viren |
| **Alzheimerkrankheit** | fortschreitender Abbau der Großhirnrinde, führt zu Merkfähigkeits- und Denkstörungen |
| **Aneurysma** | Wandausbuchtung eines vorgeschädigten Gefäßes oder des Herzens |
| **Antioxidanzien** | schützen Körperstrukturen, Fette und Eiweiße vor der Schädigung durch aggressive Stoffe, zum Beispiel freie Radikale |
| **Arthrose** | degenerative Gelenkerkrankung unterschiedlicher Ursache |
| **Atherosklerose** | Einlagerung von Lipiden in die Gefäßwand. Es folgen Entzündungszellen, die Gefäßwand verdickt sich |
| **Basaliom** | Tumor ausgehend von den Hautzellen, zerstört das umgebende Gewebe, macht aber selten Metastasen |
| **Betakarotin** | Vorstufe des Vitamin A |
| **Body-Mass-Index** | Index für Körpergewicht im Verhältnis zur Körpergröße: Gewicht/Körpergröße$^2$ |
| **Borreliose** | Krankheit, die durch Borrelien (stäbchenförmige Bakterien) hervorgerufen wird |
| **Cholesterin** | fettlöslicher Stoff, ist Grundlage von Hormonen und Bestandteil der Zellmembran. Bei hohem Blutspiegel Förderung der Atherosklerose |

| | |
|---|---|
| **Chromosomen** | Bestandteil des Zellkerns, Träger des Erbguts |
| **Cortisol** | Hormon der Nebennierenrinde, erhöht bei bestimmten Krankheiten und Stress |
| **DNA, DNS** | Desoxyribo-nucleic-acid = Desoxyribonukleinsäure. Enthält die Basen Adenin, Thymin, Cytosin und Guanin. Je drei bilden den Code für die Bildung einer Aminosäure, der begrenzte Abschnitt des Strangs den Code für die Erbinformation eines Eiweißes, das aus mehreren Aminosäuren zusammengesetzt ist |
| **DHEA** | Dehydroepiandrosteron, schwach anaboles Hormon der Nebennierenrinde |
| **Ejakulation** | Samenausstoß |
| **Endothel** | einschichtiges Plattenepithel, kleidet Gefäße und Hohlräume aus |
| **Erektion** | Aufrichten des Penis durch reflektorische Verstärkung des Blutzuflusses bei gleichzeitig gedrosseltem Abfluss |
| **Folsäure** | gehört zur Vitamin-B-Gruppe, wichtig für die Blutbildung und die Zellteilung |
| **freie Radikale** | Zwischenprodukt des Stoffwechsels, das gerne mit umgebenden Stoffen reagiert und diese dadurch verändert |
| **Gen** | Informationseinheit des genetischen Codes, zuständig für die Bildung eines Eiweißes |
| **Glaukom** | Schädigung des Sehnervs durch Erhöhung des Augeninnendrucks oder Durchblutungsstörung. Schließlich treten Ausfälle im Gesichtsfeld auf. |
| **HDL** | High Density Lipoprotein, Cholesterinanteil, der günstig auf die Gefäße wirkt |

| | |
|---|---|
| **Herzinfarkt** | Mangelversorgung mit Gewebeuntergang des Herzmuskels durch Verschluss oder starke Einengung der herzversorgenden Arterie |
| **Herzkranzarterien** | Koronararterien = Herzschlagadern. Versorgen den Herzmuskel mit Sauerstoff |
| **Hirnschlag** | Gewebeuntergang im Gehirn durch Verschluss einer Gehirnarterie oder Blutung. Ausfälle wie Lähmungen, Sprachstörungen, Sehstörungen können auftreten |
| **HIV** | Human immundeficiency virus (menschliches Immunschwäche-Virus) Ursache von AIDS |
| **Homocystein** | Aminosäure aus dem körpereigenen Stoffwechsel. Zu wenig Vitamin B6 und B 12 und Folsäure in der Nahrung kann Homocystein im Blut ansteigen lassen. Heute als Risikofaktor für Atherosklerose anerkannt |
| **Hormone** | Signalstoffe aus dem Blut, regulieren viele Stoffwechselvorgänge im Körper |
| **Immunsystem** | Das Immunsystem hat die Aufgabe, in den Körper eingedrungene Krankheitserreger, beispielsweise Viren und Bakterien, unschädlich zu machen |
| **Insulin** | Hormon aus der Bauchspeicheldrüse, wird bei erhöhtem Blutzuckerspiegel ausgeschieden, erleichtert den Eintritt des Blutzuckers in die Zelle |
| **Kalium** | Mineralstoff, wichtig für den Elektrolythaushalt der Zellen und die Regulation des Säurehaushaltes (pH) |
| **Kalzium** | Mineralstoff, wichtig für den Muskel- und Knochenstoffwechsel |
| **Karies** | Zerstörung der harten Substanz des Zahns |

| | |
|---|---|
| **Karzinom, Krebs** | bösartige Neubildung von Gewebe. Unterschiedlich aggressiv, gewisse Formen können auch benachbarte Organe und Gewebe zerstören oder über den Blutweg entfernte Organe befallen (Metastase) |
| **LDL** | Low Density Lipoprotein, Cholesterinanteil, der ungünstig auf die Gefäßwand wirkt |
| **Libido** | sexuelle Lust |
| **Magnesium** | Mineralstoff, wichtig unter anderem für Muskel- und Nervenfunktion |
| **Makula (Auge)** | Stelle des schärfsten Sehens in der Netzhaut |
| **Makuladegeneration** | scharfes Sehen beeinträchtigt, nicht jedoch die Orientierung im Raum und das Hell-Dunkel-Sehen |
| **Melanom** | bösartige Neubildung ausgehend von den Pigmentzellen der Haut. Hat Tendenz zu früher Metastasierung |
| **Melatonin** | Gewebshormon aus der Zirbeldrüse im Gehirn. Die Wirkung beim Menschen ist noch nicht sicher geklärt. Spielt eine Rolle beim Tag-Nacht-Rhythmus |
| **Meningoencephalitis** | Entzündung von Hirngewebe und Hirnhaut |
| **metabolisches Syndrom** | Vorstufe des Typ-2-Diabetes |
| **Natrium** | Mineralstoff, Teil des Kochsalzes, wichtig für Transportprozesse an der Zellmembran und im Wasserhaushalt |
| **Osteoporose** | Verminderung des Knochengewebes, verminderte Belastbarkeit und erhöhte Brüchigkeit |
| **Oxidation** | Reaktion eines chemischen Stoffes mit Sauerstoff |

| | |
|---|---|
| **Parodontitis** | auch Parodontose genannt, Entzündung des Zahnbettes, kann zur Zerstörung des Zahnhalteapparates und damit zum Zahnverlust führen |
| **Plaque** | Cholesterinablagerung mit Entzündungszellen in der Gefäßwand, Bakterienbelag am Zahn |
| **Polyp** | umschriebene Schleimhautvorwölbung, im Darm = noch gutartige Wucherung der Schleimhaut, kann entarten |
| **Presbyopsie** | Alterssichtigkeit, das scharfe Sehen in der Nähe wird erschwert |
| **Prostata** | Vorsteherdrüse, männliches Organ unterhalb der Blase, umschliesst die Harnröhre |
| **PSA** | Prostata-spezifisches Antigen, ein Eiweiß, das in der Prostata gebildet wird. Ist bei verschiedenen krankhaften Vorgängen der Prostata, vor allem bei Krebs, erhöht. |
| **Radikal** | Gruppe verschiedener chemischer Verbindungen aus der Nahrung oder aus dem körpereigenen Stoffwechsel, die eine chemische Reaktion mit Eiweißen und Fetten eingehen und diese dabei schädigen können |
| **REM-Schlaf** | Schlafphase, die mehrmals pro Nacht durchlaufen wird, gekennzeichnet durch rasche Augenbewegungen (rapid eye movement), in dieser Schlafphase träumt man |
| **Rezeptor** | „Sensor" der Zelle, der durch einen bestimmten Reiz erregt wird und dann eine bestimmte Zellfunktion auslöst |
| **Rhythmusstörungen** | Störung der Erregungsausbreitung des Herzens, es gibt gefährliche und ungefährliche Formen |
| **Sensibilität** | Wahrnehmung von bestimmten Reizen, z. B. Berührung, Druck oder Temperatur |

| | |
|---|---|
| **Spaltlampe** | Mit einem engen Lichtspalt können die durchsichtigen Strukturen des vorderen Augenabschnittes, mittels bestimmter Linsen auch der Augenhintergrund beurteilt werden |
| **Spinaliom** | bösartiger Tumor auf Haut und Schleimhäuten |
| **Streifung** | vorübergehende Durchblutungsstörung des Gehirns mit vorübergehenden Ausfällen wie Lähmung oder Sprachstörung |
| **Telomere** | letzter Abschnitt der Chromosomen, ohne eigentliche Erbinformation, hat Funktion in der Zellteilung |
| **Testosteron** | männliches Sexualhormon, stammt vor allem aus Hoden und in geringeren Mengen aus der Nebennierenrinde |
| **Thorax** | Brustkorb |
| **Typ-2-Diabetes** | auch Altersdiabetes genannt. Am Anfang der Erkrankung wird noch Insulin produziert, meist aber nicht im richtigen Moment ausgeschüttet, später können die Insulinreserven der Bauchspeicheldrüse erschöpft sein |
| **UV-Strahlung** | Ultraviolett-Strahlung der Sonne |
| **Vitamine** | lebensnotwendige Nahrungsbestandteile, bei zu geringer Zufuhr Mangelerscheinungen |
| **Wachstumshormon** | wird von der Hirnanhangdrüse produziert, stimuliert in der Kindheit das Längenwachstum, beeinflusst auch im Erwachsenenalter den Stoffwechsel, beispielsweise den Muskelaufbau |
| **Zytostatika** | Substanzen, die die Zellteilung hemmen, werden zur Bekämpfung von bestimmten Krebsformen eingesetzt |